AF404613

# DE LA

# HERNIE DIAPHRAGMATIQUE

## CONGÉNITALE

PAR

## Le D<sup>r</sup> J.-B. DUGUET

Ancien interne lauréat des hôpitaux de Paris,

Lauréat de la Société médico-psychologique de Paris
(Prix Esquirol, médaille d'or),

Membre de la Société anatomique et de la Société médicale d'Observations.

Avec 2 planches lithographiées par Léveillé.

PARIS

ADRIEN DELAHAYE, LIBRAIRE-ÉDITEUR

PLACE DE L'ÉCOLE-DE-MÉDECINE

1866

DE LA

# HERNIE DIAPHRAGMATIQUE

## CONGÉNITALE

# DE LA
# HERNIE DIAPHRAGMATIQUE
## CONGÉNITALE

PAR

## Le D<sup>r</sup> J.-B. DUGUET

Ancien interne lauréat des hôpitaux de Paris,

Lauréat de la Société médico-psychologique de Paris
(Prix Esquirol, médaille d'or),

Membre de la Société anatomique et de la Société médicale d'Observations.

**Avec 2 planches lithographiées par Léveillé.**

PARIS

ADRIEN DELAHAYE, LIBRAIRE-ÉDITEUR

PLACE DE L'ÉCOLE-DE-MÉDECINE

1866

# INDEX BIBLIOGRAPHIQUE

*Morgagni*. De sedibus et causis morborum, lettre LIV, art. 13. — *Bonet*. Sepulchretum, liv. III, p. 805 ; liv. IV, sect. 12, obs. 23. — *Haller*. Disputat. anatom., vol. III, n° 3 ; Elem. physiol., vol. VI, p. 118 ; Opera minora, vol. I. — *Mœkel*. Descriptio monstrorum, t. III, § 6, ad fœtum, IV ; Atlas d'anat. pathol , pl. XXXIII, 1826. — *Becker* (Conrad). Paradoxorum medico-legale de submersorum morte sinè aquâ potà, 1704. — *Fantonus*. Obs. medic. et anat., epist. XXIII, 1714. — *Loder*. Obs. herniæ diaphrag. ; in-4°, Ienæ, 1784. — *Kirschbaïm*. De herniâ ventriculi ; Strasbourg, 1749. — *Bonn* (A.). Thesaurus ossium morbos., n° 204, p. 69.— *Fleischmann*. De vitiis congenitis circa thoracem et abdomen ; Erlangen, 1811, in-4°, fig.  . — *Stierling* (Hubert-Grif.). Dissert. de herniâ diaphrag. cum tabulis III ; Heidelbergæ, 1834, in-4°. — *Peters* (Fréd.), id. ; Gœttingue, 1834. — *Schenck* (J.-Th). De diaph. naturâ et-jour bis ; diss. in-4°, Ienæ, 1671. — *Bartholin* (Gaspard'. Diaphragm. structura nova ; in-4°, fig.  . Parisiis. — *Krueger*. De nervo phrenico ; diss. in-4". Lipsiæ, 1759. — *Mondat*. Essai philos. et medic.; Strasbourg, diss. in-4°, 1810, etc.

*Sœmmering* Ueber die Ursachen. — *Kœlliker* (A.). Entwicklungs Geschichte des menschen und der hœheren Thiere, p. 350.—*Baër*. Entw., t. II, p. 226. — *Schœller*. Rusts Magazin, n° 3, t. LIX, 1842. — *Mehliss*. Die krankheiten der Zwerchfells des menchen ; Eisleben, 1845. — *Widerhœfer*. OEsterveichische Zeitschrift f. pract. Heilkunde. — *Fœrster*. Die missbilddungen des menschen nobst einem ; atlas von 26 Tafeln, p. 133 ; Iena, 1861. — *Van Greus*. Hollandsche Maatsch, t. VIII, etc.—*Smidt's Jahrbücher*, 1853, t. LXXVII. p. 56 ; t. LXXIX, p. 334. — *Id.*, 1856, p. 169.—*Id.*, 1858, t. XCVII, p. 26. — *Id.*, 1859, t. CIII-CIV, p. 191. — *Id.*, 1860, t. CV-CVI, p. 195. etc.

*Bowditch* (J.-Henry'. A treatise on diaphragmatic hernia , voir : Charleston medical journal and Review ; may 1855, n° 3. — *Baillie* (Matthew). Morbid anatomy, 1803, p. 87, fig. 1.—*Lawrence* (William). Traité des hernies, 1816 ; traduct. 1818. — *Macaulay*. Medical observ. and inquiries, t. I, art. 4. — A. *Cooper*. OEuvres chirurgicales, traduit (1837, p. 378) par Chassaignac et Richelot. *The Lancet*. 1831-32, t. XXII, p. 115. — *Id.*, 1834-35, t. II, p. 751. — *Id.*, 1852, t. II, p. 430, p. 327. — *Id.*, 1853. — *Id.*, 1855, t. I, p. 193. — *Id.*, 1861, t. I, p. 391. — Britisch an foreign medical Review, 1847, vol. XXIV, t. II. — Monthly journal of medical science, 1843, t. III, p. 472. — Medico-chirurgical Review, 1837, t. XXXI, p. 30. — Dublin hospital gazette, 1857, t. IV, p. 138. — Edinburgh medic. and surgic. journal, janvier 1840.

*Richter*. Traité des hernies ; Gœttingue, 1778, 2ᵉ édit. ; traduct.

de Rougemont. — *Portal.* Maladies du foie, p. 119. — *J.-L. Petit.* Traité des maladies chirurgic., t. II, p. 229-236 ; Œuvres posthumes, p. 261. — *G. Saint-Hilaire.* Thèse sur les monstruosités, 1829. — *I. G. Saint-Hilaire.* Tératologie, 3 vol. et atlas, t. I, p. 276, 558 ; t. III, p. 472, 499, etc. — *Boyer.* Maladies chirurgicales, t. VIII, p. 392, 1822. — *Scarpa.* Supplément au Traité pratique des hernies, p. 153, 1821 ; Béclard (obs. de P. Bérard). — *Serres.* Recherches d'anatomie transcendante et philosoph., p. 242, 1832. — *Cruveilhier.* Traité d'anat. pathol. génér., t. I, et atlas, liv. xvii et xix, pl. .—*Nélaton.* Éléments de pathol. chirurg., t. IV, p. 420. — *Breschet.* Répertoire d'anatomie, t. II, p. 30. — *Derrecagaix. In* Journal de chirurgie de Desault, t. III. — *Fauconneau-Dufresne.* Union médicale, 1848, p. 318. — *Martin Saint-Ange. In* Journal des difformités de Maisonnabe, 1825-28, nᵒ 3, p. 236. — *Bobilier.* Journal universel des sciences médicales. — *Olivet.* Journal de méd. de Lyon, 1844. — *Destrée.* Transactions médicales, 18·3, t. XII, juin. — *Holt. In* Actes des érudits de Leipsick, 1702, décembre. — *Schober. In* Ephém. des curieux de la nat., cent 3 et 4.— Transactions philosophiques, t. XXII, nᵒ 277, p. 992 (Holt); 1745, t. XLIV, nᵒ 478 (Fothergill); t. XXX (Saint-André). — Bulletin de la Faculté de médecine de Paris, 1810, t. II, novembre, p. 131. — Académie royale de médecine, 1825, 11 janvier. — Académie royale des sciences, 1706 (Littre); 1729 (Chauvet) et Senac, avec 1 pl. ; 1772, 2ᵉ partie, p. 81 (Vicq d'Azyr), (Stéhélin et Soltius). — Dict. des sciences médic., art. Hernies (Richerand); art. Diaphragm. (Percy). — Dict. abrégé, etc., t. XXI, p. 34 (Jourdan). — Dict. de méd. et de chir. prat., t. IX, p. 616 (Samson). — Dict. en 60 vol., t. XXXIV (Adelon et Chaussier).—Dict. en 30 vol., art. Diaphragm. (Cloquet et Bérard). — Thèses de Paris, an XIII, nᵒ 362, nivose (Cavalier); 1842, t. I, nᵒ 237 (Auzelly);— Gaz. hebdom. de méd. et de chir., 1855, p. 427 (Copeman). — Lancette française, 1832, p. 266 (Edwards); Gaz. des hôp., 1864, p. 139 (Waton de Sorgues). — Monit. des hôp., 1853, p. 734 (Crang J.); 1837, p. 269 (Fleury); Mémoires de la Soc. de biologie, 1853, p. 214 (Dupuy et Houël). — Gaz. méd., 1833, p. 660 (Morgan); 1837, p. 123, p. 552 (Norris), 1839, p. 177 (Mémoire de Lambron); 1843, p. 192 (Forlivesi); 1845, p. 601 (Battalia); 1848, p. 637 (Thompson). — Arch. gén. de méd., 1830, p. 314 (Hénot ; 4ᵉ série, t. XVII, p. 219 (Luschka). — Bullet. de la Soc. anat., 1826, p. 25 (A. Bérard), 127 ; 1827, p. 56 ; 1830, p. 80 ; 1833, p. 59, 243 (Cruveilhier); 1836, p. 202 ; 1837, p. 99 (Parise); 1846, p. 243, 248 (Goblet), 333 (Boulland, 342, rapport (Richard X), 422 ; 1847, p. 169, 313 (E. Dubois ; 1848, p. 189 (Lepelletier), 347 (Faton); 1851, p. 147 (Barth); 1853, p. 438 ; 1854, p. 13 ; 1855, p. 78 (Luys); 1856 (Millard, Dumontpallier). — Musée Dupuytren, nᵒˢ 143 (Velpeau), 143 *a* (Gerdy), 144 (Guesnard), 145 146 (Boulland), 147 (Barth), etc.

DE LA

# HERNIE DIAPHRAGMATIQUE

## CONGÉNITALE

Cereus in vitium flecti...
(HORACE, *Art poét.*)

DÉFINITION, BUT.

Il est inutile d'entrer ici dans des développements qui pourraient être longs, au sujet du mot *hernie*, développements qui seraient beaucoup mieux placés, s'il s'agissait des hernies en général.

Hernie veut dire *sortie*. Telle est l'idée que tout le monde rattache aujourd'hui à cette expression; et en prenant pour sujet la hernie diaphragmatique, nous ne nous sommes fait illusion, ni sur la rareté de cette affection, ni sur le petit nombre de travaux et de documents qui pourraient nous venir en aide; mais, conduit par l'étude d'un cas tout particulier, plus spécialement à l'examen des hernies diaphragmatiques de nature congénitale ou réputée telle, nous avons cru devoir concentrer sur ce seul point toute notre attention.

Bientôt il nous a été facile de reconnaître que nous marchions sur un terrain mal déblayé, plein de matériaux incohérents et disparates qu'il fallait de toute nécessité mettre en ordre. Sans avoir été précédé dans cette voie par personne, nous avons essayé de nous y engager. Et si la réussite n'a pas couronné nos efforts, espérons du moins qu'on nous saura gré d'avoir eu le désir et l'intention d'être utile à la science.

Avant d'aller plus loin, remercions nos aimables collègues Hayem, Herbert et Thévenin, de l'empressement qu'ils ont mis à faciliter nos recherches.

### SYNONYMIE. — DIVISIONS.

*Hernie du diaphragme. — Diaphragmatocèle. — Hernie phrénique. — Hernie thoracique. — Hernie abdominale. — Hernie interne. — Hernie diaphragmatique*, etc.

Arrêtons-nous à cette dernière dénomination qui nous paraît la moins irréprochable. Quant à ce qui regarde les autres, ce qu'elles ont de défectueux, pour la plupart, est de toute évidence.

Maintenant, dans la hernie diaphragmatique congénitale, ferons-nous, à l'instar de M. Auzelly, une division déjà indiquée par M. Peters, selon qu'il s'agira de hernies sans sac ou de hernies avec sac, réservant pour ces dernières seulement le nom de hernies, et donnant aux premières le titre d'éventrations? Nullement. Nous conformant à l'usage, comme M. Peters qui les étudie toutes deux sous le nom de hernies, et imitant en cela M. le professeur Cruveilhier, nous verrons dans la présence ou l'absence d'un sac, non un caractère fondamental du déplacement herniaire, mais bien un caractère de genre.

A plus forte raison ne tiendrons-nous aucun compte de cette autre division, basée sur la différence des viscères herniés et rapportée par M. Peters :

1° Hernie intestinale ou entérocèle :

2° Hernie omentale ou épiplocèle ;

3° Entéro-épiplocèle :

4° Gastrocèle ;

5° Entéro-gastrocèle ;

6° Hernie hépatique ou hépatocèle ;

7° Hernie liénale ou de la rate ;

8° Enfin pancréatocèle !

Envisageant avant tout l'organe qui donne passage aux viscères herniés, nous diviserons notre travail en deux chapitres principaux : le premier contenant la partie fondamentale, l'anatomie pathologique ; le second, une partie qui sera plus courte et comprendra : l'étiologie, le mécanisme, et ce que l'on connaît des symptômes, du diagnostic, de la marche, etc.

<hr>

# CHAPITRE Ier

## Anatomie pathologique.

<hr>

### ARTICLE 1er. — Fréquence.

La rareté de la hernie diaphragmatique en général est un fait bien connu dans la science : nous n'en voulons pour preuve que cette exclamation : *Res mira!* échappée de la bouche de Fantonus, en face d'un cas de pénétration accidentelle des viscères abdominaux dans la cavité thoracique, exclamation que reproduisent à l'envi presque tous les auteurs qui entreprennent, pour être complets, de dire quelques mots de la hernie diaphragmatique.

Singularités! dit plus tard Percy, et il passe, en ne aisant qu'effleurer la question.

S'il en est ainsi de la hernie diaphragmatique en général, on peut faire, à bien plus forte raison, l'application de ces paroles, à la hernie diaphragmatique congénitale. Néanmoins, en consultant les auteurs et principalement les feuilles périodiques, qui sont plus ou moins le recueil des faits rarement observés, il est facile de se convaincre de la possibilité de réunir un nombre même imposant des faits qui nous occupent. C'est ainsi que nous voyons Dreyfus en rassembler 55 cas; M. Auzelly, 70, et M. Richard, 50 ; mais, bien que ces chiffres datent d'époques différentes, nous devons croire que ces auteurs ont pu compter les mêmes cas, et ne pas ajouter ces nombres l'un à l'autre pour grossir la masse des faits; et même, dans le cadre restreint où nous nous sommēs volontairement placé, nous ne considérerons pas ces chiffres comme se rapportant tous à des cas de hernie congénitale, attendu que les auteurs qui les donnent ne font aucune mention de la distinction, pourtant pleine d'intérêt, des hernies congénitales et des hernies non congénitales, que celles-ci soient spontanées ou traumatiques.

Tous les auteurs en effet, jusqu'ici, se sont tenus à la notion simple de *hernie diaphragmatique*; M. Cruveilhier lui-même affirme que, dans certains cas, les lésions sont telles, qu'il est absolument impossible de se prononcer sur leur nature congénitale ou accidentelle, et personne n'a tenté de résoudre cette question.

M. Bowditch est le premier, à notre connaissance, qui ait pu réunir 88 cas de hernies congénitales; sa monographie comprendrait tous les faits de ce genre publiés dans les divers recueils des différents pays, depuis l'année 1610 jusqu'à l'année 1846. Tels sont du moins les faibles documents que nous ayons pu tirer d'une précieuse analyse de ce livre, que des recherches sans nombre n'ont jamais pu nous faire découvrir.

Pour nous, moins heureux que M. Bowditch, après plus d'un mois de recherches, c'est avec peine que, mettant de côté tous les cas, au nombre de plus de 20, de hernie manifestement accidentelle, nous avons pu recueillir 70 cas de hernies réputées congénitales. Nous verrons par la suite que, sur ce nombre, il en est 35 au plus, c'est-à-dire moitié, qui nous offrent des garanties suffisantes de congénitalité. Concluons donc : les hernies diaphragmatiques en général sont très-rares ; les hernies diaphragmatiques congénitales sont plus rares encore.

Ainsi s'expliquent les descriptions vagues, incertaines, et toujours incomplètes, de Scarpa, J.-L. Petit, Richter, A. Cooper, J. Cloquet, Lawrence, Boyer. Ainsi s'explique le silence de Malgaigne, et plus récemment de M. Gosselin, sur un sujet qui renferme, il faut bien le dire, un trèspetit nombre de documents solides.

## ARTICLE II. — Nombre.

La hernie congénitale est ordinairement unique. Bérard rapporte une observation, reproduite dans un certain nombre d'ouvrages, où il est dit qu'il existait deux hernies graisseuses derrière l'appendice xiphoïde. Chauvet a même donné la relation d'un fait, où le diaphragme était percé de quatre ouvertures à bords cartilagineux.

L'examen ultérieur de tous ces faits nous conduira à nier leur congénitalité. En conséquence, et sans rejeter la possibilité de la hernie diaphragmatique congénitale double ou multiple, possibilité que nous concevons même parfaitement, nous dirons que jusqu'ici, aucun fait bien avéré ne nous démontre son existence.

Notons cependant, en passant, qu'un tableau de M. Bowditch indique, sur 88 cas, 3 hernies doubles.

Devons-nous rapprocher des hernies diaphragmatiques multiples, ces cas où le diaphragme manquant plus ou moins complétement de chaque côté, les viscères thoraciques et abdominaux se trouvent au contact, aussi largement que possible ?

Aux termes de notre définition, et au point de vue où nous nous sommes placé, cela est incontestable. Or voici ce que les auteurs nous disent à ce sujet :

Diemerbroëck assure que cet organe (le diaphragme) peut manquer tout à fait; il a observé ce phénomène sur un enfant de 7 ans, qui était également dépourvu de médiastin; cet enfant n'avait eu pendant sa courte existence qu'une toux fréquente qu'il avait apportée en naissant.

Meckel a rencontré un cas analogue.

M. Bowditch indique un cas d'absence du diaphragme, et un autre cas semblable, compliqué d'absence du médiastin.

D'ailleurs, au rapport de Foerster et de Mehliss, l'absence complète du diaphragme ne se rencontre guère que chez les acéphales, chez des monstres dont les difformités nombreuses sont incompatibles avec la vie. Telle était aussi l'opinion de I. Geoffroy Saint-Hilaire.

Nous ne pouvons rejeter des faits appuyés sur de telles autorités ; mais aussi, nous ne pouvons, sans une grande réserve, accepter ces cas d'absence complète de diaphragme, où il est dit que les sujets ont vécu. Ce sont là des faits aussi surprenants, nous dirions presque aussi merveilleux que ceux de Dionis, de Saxonia, de Morgagni lui-même, qui auraient trouvé ce muscle situé à la partie la plus élevée du thorax, chez des hommes, morts à la fleur de l'âge, de suffocation et d'asthme, qu'avait occasionné cette singulière irrégularité.

Tous ces faits, formulés par les auteurs qui les rapportent avec un laconisme regrettabie, sont pour nous en dehors de toute discussion. Nous dirions volontiers de ces auteurs ce que Senac disait de Wasenaër, écrivant à Diemerbroëck, « qu'il avait ouvert un cadavre où il n'y avait nul vestige de diaphragme ; le foie seul, collé aux côtes, séparait la poitrine de l'abdomen. » Selon les apparences, dit Senac, cette observation est semblable à celle de ceux qui ont écrit qu'ils avaient trouvé des cœurs sans péricarde ; ce n'étaient que des cœurs malades, qui s'étaient collés aux sacs qui les renferment. Le foie dont parle Wasenaër était collé sans doute au diaphragme.

ARTICLE III. — Siége.

L'étude du siége de la hernie congénitale comprend deux questions :

1° La hernie congénitale par le diaphragme a-t-elle lieu de préférence dans une portion de ce muscle?

2° La hernie congénitale par le diaphragme se produit-elle indistinctement dans la partie charnue ou dans la partie tendineuse de ce muscle ?

§ I.

1° *Côté gauche*. — « La hernie diaphragmatique n'existe qu'à gauche, » dit M. Cruveilhier, et nous trouvons tous les auteurs, antérieurs ou postérieurs à M. Cruveilhier, unanimes sur ce point fort important de l'anatomie pathologique, avec cette restriction toutefois que, moins exclusifs que l'honorable professeur, ils affirment simplement une fréquence incontestablement plus grande à gauche qu'à droite. D'ailleurs l'opinion de M. Cruveilhier n'était certainement pas entièrement conforme à ses paroles, puisque, dans le même livre, et quelques pages plus loin, il montre plusieurs cas de hernie diaphragmatique manifestement congénitale, et siégeant du côté droit, en particulier celui de Martin Saint-Ange.

En disant que les hernies à droite n'existent pas, M. Cruveilhier n'a donc voulu dire qu'une chose, c'est qu'elles y sont excessivement rares, et en cela, nous le trouvons d'accord avec tous les auteurs, tels que : Sœmmering, Richter, A. Cooper, Lawrence, Boyer, Peters, Mehliss, Foerster, etc.

Et si nous voulons des chiffres, voici ceux de Dreyfus et de M. Bowditch.

Dreyfus trouve 1 cas de hernie à droite, contre 5 à gauche ; et sur 88 cas, M. Bowditch en a rencontré 41 à gauche et 18 à droite.

2o *Côté droit.* — Nous venons de voir, par les chiffres de M. Bowditch, que les hernies droites ne sont plus, comme cela est dit à la suite de l'observation de M. Schoëller (de Berlin), au nombre des plus grandes raretés de l'anatomie pathologique, puisque après Dreyfus qui n'en comptait que une sur six, viennent M. Bowditch qui en compte près de une sur deux, et M. Richard qui, dans un remarquable rapport, fait à la Société anatomique, en trouve, sur un nombre de 50 cas, autant du côté droit que du côté gauche.

Nous ignorons complétement quelles observations ont servi de base au travail de M. Richard, et lui-même ne les fait pas connaitre ; mais nous serions porté à croire qu'il

est tombé sur une série heureuse pour la cause qu'il vou-
lait soutenir, à savoir : que les hernies diaphragmatiques
sont aussi fréquentes à droite qu'à gauche, et que l'on a
vécu jusque-là dans une illusion complète, en ce qui concerne ce point de la fréquence des hernies diaphragmatiques d'un côté ou d'un autre.

De notre côté en effet, nous avons rassemblé 70 cas de
hernies diaphragmatiques, et sur ce nombre, nous arri-
vons aux chiffres de : 43 à gauche et 22 à droite. Comme
on peut le remarquer, nous nous éloignons peu dans ce
résultat des chiffres de M. Bowditch, ce qui nous engage
fortement à croire que dans son travail, il s'est servi jusque-là des mêmes bases que nous.

Mais, nous dira-t-on, vous avez rejeté tous les cas de
hernies manifestement traumatiques, pour ne prendre
que celles qui sont congénitales ou réputées telles ? Cette
objection est parfaitement exacte; mais, parmi les cas que
nous avons rejetés, nous avons trouvé que le nombre de
celles qui s'étaient faites à droite était à peu près le même
que celui des hernies qui s'étaient faites à gauche.

En conséqunece, bien que les auteurs précédents aient
compris, selon toute vraisemblance, dans leurs évalua-
tions, les hernies congénitales ou réputées telles et les
hernies traumatiques, ce que semble avoir évité comme
nous M. Bowditch, nos résultats n'en sont pas moins en
tous points comparables avec ceux de M. Dreyfus ou de
M. Richard, et on ne peut regarder les chiffres de M. Richard comme l'expression exacte de la vérité.

Concluons donc : D'une façon générale, la hernie diaphragmatique demeure moins fréquente à droite qu'à
gauche dans la proportion de 1 à 2.

Là se sont arrêtés tous les auteurs; personne n'a songé
à introduire un nouvel élément dans cette qnestion de

fréquence du côté droit ou du côté gauche ; personne ne s'est demandé si ce qui est vrai pour la hernie traumatique est également vrai pour la hernie congénitale, et si enfin la confusion faite jusqu'ici dans ces variétés de hernie, n'entre pas pour une grande part dans les dissidences si grandes qui frappent à la lecture des différents auteurs.

Ce n'est pas que les partisans de la plus grande fréquence à gauche aient manqué d'explications. Ils croyaient même en posséder une excellente, inébranlable même, et en apparence, il faut l'avouer, fort séduisante.

Il paraissait tout naturel, en effet, de supposer que, du côté droit, le foie, puissant bouclier protecteur, plus épais, plus large et plus fixe, devait protéger plus efficacement toute la moitié droite du muscle contre les envahissements des viscères abdominaux, tandis que du côté gauche, le foie plus mince, plus étroit et plus flottant devait, au contraire, malgré le léger soutien que venait lui donner la rate, laisser plus exposée à tous les envahissements la moitié gauche du diaphragme. Le même raisonnement s'appliquait, bien entendu, aux blessures du diaphragme par instruments ou corps vulnérants venus du dehors, et partant aux hernies diaphragmatiques traumatiques.

C'est là, tout le monde l'avouera sans peine, un échafaudage imposant, une explication très-naturelle et à laquelle il semble qu'on ne puisse rien objecter. Aussi la voyons-nous indiquée par tous les auteurs que nous avons cités, et devenir banale à force d'être reproduite.

Nous attribuerons-nous le mérite de l'avoir le premier reconnue comme étant sinon fausse, du moins inapplicable à tous les cas ? Nullement. Revendiquerons-nous également pour nous le mérite d'avoir indiqué les cas où elle est exacte et ceux où elle ne l'est pas ? Nullement encore. Nous chercherons seulement, fondé sur ce fait, à établir une distinction radicale dans les hernies diaphragmatiques, entre celles qui sont congénitales et celles qui ne le sont pas.

I.-G. Saint-Hilaire est, il nous semble, le premier auteur qui ait mis en doute :

1° L'existence exclusive des hernies diaphragmatiques à gauche;

2° L'explication donnée par tous ses prédécesseurs, à savoir que ce siége d'élection a pour cause le foie.

C'est en rapportant le cas de Martin Saint-Ange qu'il s'élève fortement contre le premier point, et qu'il gourmande un peu Richerand, de ne pas avoir vu qu'il n'en peut être de même des hernies de l'adulte et des hernies du premier âge. Et plus loin, il dit formellement que si le foie protége davantage le côté droit du diaphragme dans les hernies, ce ne peut être que dans les hernies accidentelles, et nullement dans les hernies congénitales, dans ces hernies où la cause première remonte à la vie intrautérine.

En effet, l'embryologie démontre que chez le fœtus, le foie, à cheval en avant de la colonne vertébrale et de l'estomac, est développé également du côté droit et du côté gauche, et que, par conséquent, s'il protége le diaphragme contre l'irruption des viscères abdominaux, il le protége autant du côté droit que du côté gauche. En d'autres termes, et toutes choses étant égales d'ailleurs, le diaphragme chez le fœtus, contrairement à ce qui se passe chez l'adulte, n'est pas protégé plus spécialement par le foie du côté droit que du côté gauche.

C'est là un fait d'embryologie entièrement indiscutable; pour nous en rendre un compte exact, nous avons demandé quelques renseignements à M. Gerbe, du

Collége de France, et nous devons ici le remercier sincèrement de tout l'empressement qu'il a mis à nous être utile.

En résumé, il ressort clairement de toute cette discussion, que la présence du gros lobe du foie explique parfaitement la fréquence moins grande des hernies diaphragmatiques du côté droit chez l'adulte; mais qu'on ne saurait invoquer la même cause, quand il s'agit du fœtus.

Que disent les faits?

Nous sommes forcé ici d'établir nous-même une statistique, puisqu'il n'en a pas encore été fait à ce point de vue, au moins que nous sachions. Or, voici ce que nous avons trouvé :

Sur 43 hernies à gauche, nous en comptons 20 congénitales.

Sur 23 hernies à droite, nous en comptons 15 congénitales.

Donc, 20 à gauche; 15 à droite. Telle est la proportion que nous croyons être exacte, attendu que nous avons rejeté, pour cette évaluation, tous les cas où la congénitalité pouvait être douteuse.

En définitive, la hernie congénitale serait donc encore plus fréquente à gauche qu'à droite; mais, comme on le voit, nous sommes loin de trouver une hernie à droite pour deux à gauche, ainsi que cela résultait des statistiques données plus haut; et nous approchons au contraire de cette conclusion dernière :

La hernie congénitale est aussi fréquente à droite qu'à gauche.

Mais ne forçons pas les faits et admettons, tel qu'il est, notre dernier résultat. Il s'ensuit que la hernie diaphragmatique congénitale demeure un peu plus fréquente à gauche qu'à droite. Comment expliquer ce fait?

S'il fallait donner ici une explication, il est bien évident que le foie, puisqu'il s'agit du fœtus, ne peut en aucune façon être invoqué. Nous aimerions mieux nous ranger à l'opinion de M. Gerbe, qui trouve dans la présence de la grosse extrémité de l'estomac pesant, en arrière du foie, sur le diaphragme, une raison suffisante dans certaines circonstances pour arrêter ce dernier dans son développement.

Quoi qu'il en soit, et bien que nous regardions la statistique de M. Richard comme un peu exagérée, il faut lui rendre cette justice, qu'il a été un des premiers, après I. G. Saint-Hilaire, à s'élever contre l'opinion, souveraine à cette époque, de la fréquence beaucoup plus grande des hernies diaphragmatiques à gauche.

Toutefois, nous ne saurions quitter cette intéressante question, sans faire mention des raisons que donne M. Bowditch pour faire comprendre la fréquence plus considérable, qu'il admet lui aussi, sans y faire aucune distinction, des hernies diaphragmatiques à gauche. Ces raisons sont au nombre de quatre :

1° La protection de la moitié droite du diaphragme par le gros lobe du foie. En cela, tout ce que nous avons dit plus haut lui est applicable.

2° La protection de cette même moitié du diaphragme par le pilier droit, qui est plus grand que le pilier gauche, et qui descend plus bas que lui. — Contentons-nous de signaler cette raison que nous n'avons point retrouvée ailleurs, et disons que ce second motif nous touche peu, et ne vaut pas la peine qu'on s'y arrête.

3° La présence de deux replis fibreux à la moitié droite du diaphragme, replis qui manquent à gauche. — Quels sont ces replis? Seraient-ce les replis du péritoine qui vont former le ligament coronaire? La chose est présumable. C'est encore un motif auquel les autres auteurs n'ont pas songé, et qui n'a rien à faire, à notre avis, avec les hernies diaphragmatiques congénitales, si tant est, qu'il puisse jamais être invoqué.

4° Enfin l'affaiblissement du côté gauche du diaphragme par la présence, d'une part, des orifices œsophagien et aortique; d'autre part, de deux poches distinctes destinées l'une à l'estomac, l'autre à la rate.

Ces derniers détails anatomiques dépassent entièrement nos connaissances anatomiques et même notre imagination ; ils sont, du reste, de nature à adoucir singulièrement les regrets que nous exprimions plus haut, au sujet d'un livre que nous n'avons pu lire, et dont le titre nous donnait quelques promesses.

3° *Milieu du diaphragme.* — La hernie congénitale existe-t-elle sur le milleu de ce muscle?

Voyons ce que disent les faits, nous nous occuperons plus tard de les mettre d'accord avec la théorie.

Par milieu du diaphragme, on doit comprendre deux choses :

1° Une ligne fictive allant du sternum à la colonne vertébrale; en d'autres termes, l'axe antéro-postérieur du muscle.

2° La série des orifices naturels que présente le septum transverse, à savoir : les orifices de la veine cave, de l'aorte, de l'œsophage et enfin du grand nerf intercostal ou grand nerf splanchnique.

I. Sur l'axe antéro-postérieur du diaphragme, on trouve normalement en arrière de l'appendice xiphoïde, un espace triangulaire au niveau duquel manquent les

fibres musculaires, et où l'on ne rencontre, par conséquent, que deux séreuses adossées et séparées par une
quantité plus ou moins grande de tissu cellulaire. C'est
le seul point parfaitement déterminé, par lequel on ait vu
passer des hernies réputées plus ou moins congénitales,
telles sont celles de Bérard jeune, de Bérard aîné, et
celles de M. Goblet. D'ailleurs, il serait facile de se
convaincre par un court examen, que les seules observations, celles de Leprotti, de Becker et de Barth, sur
lesquelles peut-être on pourrait s'appuyer, pour admettre
les hernies congénitales en un autre point de l'axe antéro-
postérieur du septum transverse, sont dépourvues de
détails suffisants pour que nous devions les faire rentrer
dans notre sujet.

Les observations de Bérard jeune, de Bérard aîné,
celles de M. Goblet, doivent elles être rangées parmi les
hernies congénitales? Nous ne le pensons pas. En effet,
toutes ces observations ont trait à des vieilles femmes
de la Salpêtrière dont l'une a 70 ans, l'autre 80, et
trois d'entre elles n'ont que des hernies graisseuses,
c'est-à-dire, des hernies dont la nature même exige,
pour leur production, un âge déjà avancé, puisque
la hernie graisseuse est d'une rareté excessive chez
l'enfant et à plus forte raison chez le fœtus. La quatrième,
de M. Goblet, présente bien un sac contenant l'estomac
et une portion du foie ; mais la déformation thoracique
est telle, qu'il est impossible de reconnaître dans ce cas
une déformation congénitale qui n'est d'ailleurs nullement indiquée, tandis qu'il paraît bien plus rationnel
de voir dans cette hernie diaphragmatique, une lésion
consécutive aux déviations si nombreuses et si profondes
du squelette de cette femme.

On ne peut donc pas considérer comme prouvée, l'existence de la hernie diaphragmatique congénitale par l'espace triangulaire post-xiphoïdien.

Néanmoins, c'est ici le lieu de faire remarquer : 1° que ces hernies n'ont été rencontrées jusqu'ici que sur des femmes; 2° que sur 4, 3 sont graisseuses; 3° que ces trois hernies graisseuses et même la hernie non graisseuse de M. Goblet, ont fait saillie dans la cavité droite du thorax : ce qui semblerait indiquer que la présence du médiastin et du péricarde à gauche n'est pas étrangère à cette direction, bien que la hernie de Bérard jeune envoyât un prolongement dans la cavité thoracique gauche, et que celle de Bérard aîné occupât principalement la partie antérieure du médiastin. 4° Ajoutons, pour compléter le tableau, que la femme de Bérard jeune portait en outre une hernie inguinale graisseuse.

Quant aux hernies de Leprotti, de Becker et de Barth, considérées comme étant congénitales, et s'étant produites sur l'axe antéro-postérieur du diaphragme, voyons quelle est leur valeur.

Dans le cas de Leprotti, il est bien fait mention de la partie antérieure et moyenne du diaphragme comme siége de la hernie, mais il n'est rien dit de l'ouverture elle-même, ni du côté de la poitrine envahi par le côlon. Le malade mourut dans la décrépitude, d'une lésion cérébrale.

Le cas de Becker, pour être plus longuement rapporté, n'y gagne rien en clarté; en effet, nous y voyons un diaphragme *normal* et *intact* offrant une route au duodénum; et, plus loin, le médiastin manquant, la cavité gauche contient l'estomac et la rate; la cavité droite, les poumons, le cœur et le foie. Et l'enfant a vécu cinq ans.

Celui de M. Barth fait voir une hernie diaphragmatique avec perte de substance du muscle, en avant du trou œsophagien. Le péricarde et le péritoine sont adossés et forment un sac contenant une grande partie de la grosse tubérosité de l'estomac.

En somme, le fait de Leprotti ne démontre que la probabilité d'une hernie, non congénitale d'ailleurs, par l'espace triangulaire post-xiphoïdien, auquel cas nous rentrons dans la série des faits précédents. Celui de Becker ne démontre absolument rien, faute d'une description exacte et plus précise. Quant à celui de M. Barth, qui a été observé chez une femme de 79 ans, nous verrons qu'il est bien plus rationnel de le considérer comme une hernie ordinaire non congénitale, mais produite insensiblement, comme les hernies crurales ou ombilicales, par exemple.

D'où il suit, que nous ne possédons pas encore une seule observation authentique de hernie diaphragmatique congénitale, sur l'axe antéro-postérieur du diaphragme, en dehors des orifices naturels dont il est percé. Nous reviendrons plus tard sur ce point qui est un des plus intéressants de la question.

En est-il de même des orifices naturels ?

A. *Ouverture pour la veine cave inférieure.* — On est peu disposé tout d'abord à accepter le fait d'une hernie même congénitale à ce niveau, lorsqu'on se reporte aux conditions anatomiques spéciales tant de l'orifice que de la veine qui le traverse. En effet, la veine cave est tenue largement béante par ses adhérences au centre phrénique, ce qui permet à l'aspiration pulmonaire de s'exercer jusqu'au pli de l'aine; par conséquent, aucun organe ne saurait se glisser entre la veine et son orifice tendineux, et il faudrait de toute nécessité admettre une perte de substance, un manque complet du centre aponévrotique à ce niveau, pour comprendre une semblable anomalie. Or, aucun fait de ce genre n'a été jusqu'ici observé, et ce n'est pas sans étonnement que l'on voit M. Peters, Percy et plusieurs autres, l'admettre sans discussion, sur la simple indication de Morgagni.

B. *Ouverture pour l'aorte.* — Il faut en dire autant de cet orifice. Tous les auteurs se bornent à signaler la possibilité d'une hernie en ce point; mais on ne possède encore aucune observation qui le démontre.

C. *Ouverture pour l'œsophage.* — Unanimement encore les auteurs parlent d'un élargissement possible des colonnes charnues qui constituent cet orifice; citons seulement Boyer, Lawrence, Percy et M. Richard, pour ne parler que des modernes, et ils s'appuient sur des observations, telles que celles de Morgagni, de Holt, de Littre, de Fantonus, etc., pour en admettre la réalité.

Dans le cas de Morgagni, le malade avait été pris, le matin, d'une violente cardialgie accompagnée de vomissements fréquents, et d'efforts de vomissements tellement violents qu'il succomba dans la nuit suivante. On trouva le thorax rempli d'intestins, et la hernie s'était effectuée à travers l'ouverture œsophagienne qui était considérablement dilatée et avait perdu toute espèce de résistance.

Et, plus loin, Morgagni explique ainsi ce qui dut avoir lieu dans ce cas, comme dans ceux de Schober, de Littre et de Fantonus : « Les convulsions de l'œsophage, dans les efforts de vomissements, tiraillent probablement l'estomac en haut, et ce dernier, se trouvant rempli, *éraille* le diaphragme et le dilate. »

Ce que le récit du fait observé ne disait pas, l'explication nous l'apprend; le diaphragme *s'éraille* et laisse passer les viscères. Peu importe ensuite l'explication en ce qui concerne les convulsions de l'œsophage. Il suffit qu'il y ait rupture du septum transverse, sauf ainsi, plus tard, à en comprendre d'une autre façon le mode de production, pour rejeter le fait de la hernie congénitale par l'orifice œsophagien.

Le cas de Holt fait voir un enfant de 2 mois, mal portant depuis sa naissance, sur lequel on trouva presque tous les intestins qui étaient passés avec le mésentère dans la poitrine, par un *trou naturel* qui traversait le diaphragme *au côté gauche du trou œsophagien.*

La congénitalité de ce fait paraît indubitable, mais ce trou naturel placé au côté gauche du trou œsophagien n'était point ce dernier; et, autant que les termes trop concis de cette observation peuvent le faire comprendre, ce cas rentrerait à merveille dans ceux plus nombreux et plus explicitement décrits, qui seront plus bas l'objet de notre étude.

Littre avait observé sa hernie sur un chien, et il est question dans le cours de l'observation d'une *fissure cicatrisée* du diaphragme, à partir de l'orifice œsophagien; nous avons donc toutes raisons pour le rejeter.

Fantonus s'était étonné de voir une *rupture* du septum transverse, au niveau de l'orifice œsophagien.

On voit donc qu'il ne reste aucun fait que l'on puisse invoquer en faveur de la hernie congénitale par l'ouverture œsophagienne.


D. *Ouverture ou mieux trajet du grand nerf splanchnique* (rimula, Peters).—Les observations de Platner et de Saint-André sont à peu près les seules connues; peut-être pourrait-on y joindre celle de Baron.

Le cas de Platner est rapporté par Morgagni en ces termes : « Une portion du côlon et une plus grande portion de l'épiploon et du pancréas traversèrent le diaphragme après des douleurs très-violentes des intestins, à l'endroit par où passe l'un des nerfs intercostaux. » Et Morgagni paraît croire au simple écartement des fibres musculaires.

Supposons qu'il faille considérer cette interprétation comme étant exacte, il n'en resterait pas moins probable que ces douleurs auraient coïncidé avec la pénétration des viscères, ce qui éloignerait toute idée de congénitalité.

Quant au fait de Saint-André, nous ne l'analyserons pas. Qu'il nous suffise de dire, avec M. Richard, que la description est entièrement insuffisante pour faire admettre la variété de hernie dont il s'agit. Les mêmes paroles étaient applicables à l'observation de Platner.

Baron a présenté à l'Académie royale de médecine le cadavre d'un fœtus à terme, dont le diaphragme est percé d'une ouverture arrondie, à bords lisses, située dans le côté droit du pilier de ce côté, et par laquelle l'estomac et la totalité des intestins grêles, ainsi qu'une grande portion du lobe droit du foie, ont passé dans la cavité thoracique ; le reste du diaphragme est parfaitement conservé.

Que veut dire ici le côté droit du pilier du même côté ? Est-ce que l'ouverture siégeait bien dans le pilier ? Ou bien est-ce que cette ouverture, assez large pour laisser passer l'estomac, la totalité des intestins grêles et une grande portion du foie, commençait seulement au pilier droit pour s'étendre ensuite de ce côté ? Rien n'empêche d'interpréter le fait de cette façon, et ce cas nous rappelle assez bien celui de Holt : ce qui nous conduit à le considérer comme devant faire partie du groupe que nous étudierons plus loin. D'ailleurs, il n'est fait aucune mention ni de l'orifice du nerf splanchnique, ni de ce cordon nerveux lui-même.

Peters avait vu, dans les orifices que nous venons de passer en revue, une voie toute naturelle pour le passage des viscères abdominaux, et Rougemont, le traducteur de Richter, trouvait déjà, en parlant des faits allégués pour en démontrer la réalité, qu'un pyrrhonien pourrait douter de la vérité de quelques-uns. Aujourd'hui, nous ne craindrons pas d'aller plus loin, et de dire avec M. Cruveilhier, que les trois ouvertures qui donnent passage à l'aorte, à la veine cave et à l'œsophage, ne sont jamais le siége de hernies; et cet illustre professeur ne cite même pas le trajet du grand nerf intercostal. On vient de voir que la même conclusion lui est applicable.

4°. *Siége d'élection des hernies congénitales.* — La hernie congénitale n'existant pas sur le milieu, comme on a pu s'en convaincre, mais se produisant toujours dans la moitié droite ou dans la moitié gauche du diaphragme, existe-t-il dans chacune de ces moitiés une portion privilégiée, qu'on nous passe l'expression, laquelle donne toujours passage aux hernies congénitales? Cette question pleine d'intérêt, on le conçoit, a déjà été sinon résolue, du moins préparée dans sa solution par Foerster, qui indique, comme siége habituel des hernies congénitales, la partie postérieure de chaque moitié du diaphragme, mais surtout de la moitié gauche; par Stierling et Schrant, qui signalent particulièrement un point faible habituel dans cette même partie postérieure de chaque demi-diaphragme, et qui en donnent des exemples. Ce serait même là, au rapport d'une analyse des *Archives* et de Schrant, un des points originaux de la thèse latine de Stierling, que des recherches nombreuses n'ont pu nous faire trouver.

Si maintenant nous apportons, à notre tour, l'analyse des faits que nous avons pu recueillir, nous trouvons :

1° Qu'un certain nombre de hernies manifestement congénitales ne comportent pas, dans la description de l'orifice du diaphragme, des indications qui puissent nous servir ; 2° qu'un nombre beaucoup plus grand, au contraire, de hernies congénitales, qu'elles aient eu lieu à droite ou à gauche, se sont faites par la partie postérieure de la moitié du diaphragme en question.

Ainsi sur 16 hernies congénitales à droite, 10 fois la partie postérieure est indiquée ; sur 20 hernies congénitales à gauche, 18 fois cette même partie est notée.

Il est donc permis de conclure, en s'appuyant sur les autorités de Foerster, de Stierling et de Schrant, ainsi que sur les chiffres que nous venons d'indiquer, que la hernie diaphragmatique congénitale n'occupe pas dans le diaphragme un siége indifférent, mais, au contraire, qu'elle parait se produire, d'une façon constante, vers la partie postérieure de chaque moitié du diaphragme.

§ II.

Que devient maintenant cette dernière question : les hernies congénitales ont-elles lieu plutôt par la portion charnue du muscle ou par la portion tendineuse ?

Il est bien évident qu'elle demeure pour nous d'un intérêt fort secondaire, et que s'il fallait néanmoins la résoudre, nous concluerions volontiers à la fréquence plus grande dans la portion charnue, parce que, basé sur notre dernier résultat, nous savons que la hernie se fait en arrière, et par conséquent plutôt dans la portion charnue que dans le foliole aponévrotique du muscle.

Ce n'est pas que la science ne renferme un nombre jusqu'à un certain point imposant, de hernies réputées congénitales, qui paraissent s'être produites en un point quelconque du muscle. On pourrait considérer comme tels, à la rigueur, les cas où le siége exact de l'irruption des viscères n'est pas indiqué ; tels sont les 21 cas de M. Bowditch ; telle est encore une série d'observations que nous étudierons plus loin, et dans lesquelles il sera facile de se convaincre qu'il faut mettre hors de cause la congénitalité.

Dans cette dernière série de faits, il pourrait sans doute devenir intéressant de savoir si l'ouverture siége dans la portion tendineuse ou charnue ; or, disons-le à l'avance, tous ces cas rentrent complétement dans le cadre des ruptures musculaires, et non plus seulement des vices congénitaux.

ARTICLE IV. — Formes de la hernie diaphragmatique congénitale.

« Les hernies congénitales, dit M. Cruveilhier, comprennent deux catégories bien distinctes.

« Dans la première, se placent les hernies congénitales antérieures à la naissance ; dans la seconde, se placent les hernies congénitales qui, bien que postérieures à la naissance, ont reçu le nom de congénitales, parce que les malades portent en naissant les conditions organiques qui les favorisent et même qui les rendent quelquefois inévitables..... Ce qu'il y a de congénital dans ce genre de hernies, ce n'est pas la hernie, mais bien la disposition à la hernie, les conditions organiques qui favorisent la hernie. »

Nous citons textuellement les paroles si claires du célèbre professeur. Mais nous ferons remarquer que dans les descriptions qui suivent, il étudie les hernies diaphragmatiques dans la première catégorie, sans en dire un mot dans la seconde.

Nous verrons, en étudiant la question au point de vue embryologique, ce que nous devons en penser.

Pour M. Cruveilhier, la hernie diaphragmatique congénitale est donc antérieure à la naissance. On verra plus tard la manière dont il la comprend. Qu'il nous suffise de dire ici, qu'il la divise en hernie avec sac et hernie sans sac.

En étudiant les hernies avec sac, nous serons amené à dire un mot de la hernie *graisseuse*, de la hernie *par éraillement,* enfin de l'*éventration*. Après cette étude nous croirons avoir traité complétement au point de vue anatomique la question de la hernie congénitale.

Voyons d'abord la hernie sans sac.

§ 1.

I. *Hernies diaphragmatiques congénitales sans sac* ou, avec les Anglais : INTRUSIONS DIAPHRAGMATIQUES.

Dans les hernies sans sac, il est deux formes bien distinctes qu'il faut établir, en se fondant sur l'aspect même de l'ouverture.

Dans la première, on observe un manque absolu d'une portion du diaphragme, muscle et séreuses, et l'orifice est circonscrit, d'un côté par la portion restante du septum transverse, de l'autre par les parois abdominale et costale qui se continuent sans ligne de démarcation l'une avec l'autre, et que nous appellerons, pour cette raison, paroi abdomino-costale.

Dans l'autre, au contraire, on observe une ouverture limitée de chaque côté par une portion du diaphragme; et tandis que ce muscle offre dans le premier cas l'aspect d'un croissant, dans le dernier il présente une ouverture anormale en forme de boutonnière, qui a quelque chose de tout particulier.

Étudions donc ces deux cas séparément.

1<sup>re</sup> *division*. — 1. Dans la hernie où l'ouverture est en croissant, et que nous appellerons, pour abréger, à l'avenir, *hernie en croissant*, sachant bien tout ce qu'il y a de fautif dans une telle dénomination prise à la lettre, la portion du diaphragme qui manque est plus ou moins étendue. Il est inutile de revenir en ce moment sur l'absence complète du muscle; on sait ce qu'il faut en penser. Le plus ordinairement, le diaphragme ne manque que d'un côté, et il est rare que toute une moitié du muscle fasse entièrement défaut : telle était cependant la disposition que l'on observait dans les cas de Destrée et de Dupuy. Il est plus rare encore qu'un pilier vienne à manquer : Schrant rapporte le cas, unique à notre connaissance, d'une absence complète de la moitié gauche du diaphragme, y compris le pilier du même côté. Dans le cas de Baron, il est dit que l'ouverture avait lieu dans la partie droite du pilier du même côté; mais il n'est pas dit que le pilier manquait. Enfin, dans le cas de Breisky, plus extraordinaire que celui de Schrant, outre l'absence du pilier gauche, les ouvertures œsophagienne et aortique auraient été trouvées libres de ce côté.

Il est moins rare de voir manquer les insertions costales

du diaphragme, et si elles viennent à faire défaut, les insertions qui n'existent pas sont, par ordre de fréquence, celles de la douzième, de la onzième, de la dixième, de la neuvième (cas de Dumontpallier), ainsi de suite, jusqu'au cartilage de la septième côte.

Passons sur ces faits en réalité très-rares. Le cas habituel est le suivant :

Les insertions vertébrales et costales du diaphragme sont complètes, et il existe, à droite et à gauche de la colonne vertébrale, une ouverture latérale, ovalaire, bien décrite par Foerster, et circonscrite d'un côté par la paroi abdomino-costale, de l'autre par le diaphragme en forme de croissant (cas de Hillier, Schoëller, etc.).

Les deux extrémités de l'ovale sont formées par les insertions du diaphragme, d'une part à l'apophyse transverse de la première vertèbre lombaire, d'autre part à l'extrémité de la dernière fausse côte.

Lorsqu'une ou plusieurs insertions costales viennent à manquer, on comprend que l'ouverture augmente d'étendue, mais nullement de forme.

C'est par cette ouverture que les viscères abdominaux envahissent les cavités thoraciques; et tous les observateurs indiquent une ouverture considérable.

En arrière et en dehors, cette ouverture est limitée par une membrane séreuse que certains observateurs ont essayé, mais en vain, de dédoubler, pour y découvrir, d'une part la plèvre, et d'autre part le péritoine (Dubois). Elle n'est en réalité que la continuation directe, et sans ligne de démarcation quelconque, des deux séreuses (péritoine et plèvre) pariétales.

En avant et en dedans, le croissant diaphragmatique est constitué par les fibres propres du muscle. Là s'arrê-

tent toutes les descriptions. L'observation de M. Dubois
semble dire que le centre est tendineux et les extrémités
musculaires.

Toujours est-il que ce bord est généralement décrit
avec une minceur, un état lisse, et une régularité des bords
fort remarquables.

Dans le cas qui nous est propre, la concavité du croissant est formée par des fibres nacrées, resplendissantes,
tendineuses, confondues avec le foliole droit du centre
phrénique dont elles font manifestement partie. Il semble
même que la portion la plus reculée de ce foliole fasse
défaut.

Les côtés du croissant sont formés, au contraire, de
fibres musculaires rouges, parallèles entre elles, et allant
d'une part à la dernière côte, et d'autre part à l'apophyse
transverse de la première vertèbre lombaire.

La portion tendineuse du foliole droit qui réunit ces
deux portions musculaires est également formée de fibres
parallèles entre elles, et qui paraissent être la continuation des fibres charnues de l'un à l'autre côté, de telle
sorte que le croissant représente exactement une lame de
muscle digastrique.

Cette description permet de comprendre que, pour fermer cet ovale laissé entre le septum et la paroi abdomino-
costale postérieure, un seul ordre de fibres fait défaut.
Ce sont les fibres musculaires qui, d'ordinaire, viennent
tomber perpendiculairement du grand ligament cintré sur
l'extrémité du foliole droit du diaphragme.

Quoi qu'il en soit, la portion musculeuse est comprise
entre deux lames séreuses très-adhérentes à la membrane
qu'elles recouvrent, et réunies sur le bord tranchant du
diaphragme, d'une façon insensible et sans aucune ligne

de démarcation appréciable; d'ailleurs, la supérieure fait suite directement à la plèvre, et l'inférieure se continue de même avec le péritoine.

De cette disposition il résulte que les cavités thoracique et abdominale communiquent largement ensemble, tapissées par une véritable séreuse pleuro-péritonéale commune, et séparées en avant l'une de l'autre par la portion du diaphragme qui s'étend plus ou moins en arrière pour en former deux cavités distinctes.

Il ne sera pas inutile de remarquer, en terminant, que dans cette forme, l'ouverture paraît siéger dans la portion charnue du muscle et en arrière, portion dont l'absence semble constituer le caractère principal de cette première variété de hernie sans sac, que nous venons d'étudier.

*2ᵉ division*. — Dans la hernie où l'ouverture est en *boutonnière*, seconde variété de hernie sans sac, que l'on trouve indiquée par un certain nombre d'auteurs et d'observateurs, et rangée volontiers par eux dans le groupe des hernies congénitales, les limites de l'ouverture sont entièrement fournies par le diaphragme.

Cette variété n'a point comme la précédente, de siége fixe dans une portion déterminée du muscle. Tantôt on la trouve près de l'œsophage, tantôt près des côtes, ici en avant, là en arrière. Dans un cas elle intéresse la portion charnue du muscle, dans un autre sa portion tendineuse; dans un autre enfin, à la fois ces deux portions; en un mot, il est impossible de rencontrer deux observations où les ouvertures du diaphragme aient un siége entièrement identique.

Ce n'est pas tout.

Les dimensions de cette ouverture montrent les différences les plus grandes; la direction n'est soumise à aucune règle. Les bords enfin présentent la plus grande diversité.

Dans quelques cas ces bords sont lisses, réguliers, ce qui les fait ressembler, disent certains observateurs, à des ouvertures naturelles. D'autres fois ils sont durs, fibreux, dans quelques circonstances on les trouve irréguliers, comme cicatrisés.

Un certain nombre d'observations portent que les viscères sont plus ou moins adhérents aux lèvres de cette boutonnière; généralement cependant on n'observe aucune adhérence, et les viscères sont conséquemment, jusqu'à un certain point, réductibles.

Nous ne disons rien des séreuses qui se continuent insensiblement (plèvre et péritoine) d'une cavité dans l'autre sur les bords de l'ouverture. ,

Pour résumer en deux mots les caractères de ces deux variétés, on voit donc d'une part : *fixité de siége, régularité d'ouverture;* d'autre part; *indifférence de siége, irrégularités d'ouverture nombreuses.*

C'est là une première différence qu'il est de la plus haute importance de faire ressortir. Cette première différence est tellement frappante qu'elle jette de suite dans l'esprit des doutes légitimes sur l'identité d'origine de ces deux variétés de hernies; aussi pensons-nous qu'il faut, autant que possible, avant d'aller plus loin, chercher à résoudre cette question à l'aide d'autres données.

Quelles sont parmi nos observations celles qui se rapportent à ce dernier groupe? Nous en possédons quinze, ce sont celles de J.-L. Petit ( homme de 40 ans), A. Cooper (Sarah Hofman), Forlievesi, Edwards, Copeman, Peacock, Loder, Bartholin, Chauvet, Luschka, Faton, Norris (homme de 19 ans et un autre dont l'âge n'est pas indiqué), Fothergill et Snow Beck.

Or, dans tous ces cas, nous trouvons que le sujet le plus jeune a 11 ans, tandis que dans le premier groupe, le plus âgé n'atteint pas ce chiffre. Seconde différence.

Sur ce nombre, on compte 10 hommes et 5 filles ou femmes, tandis que dans la première catégorie les sexes se balancent. Troisième différence.

Toutes ces hernies, chose remarquable, sont à gauche, tandis que les hernies trouvées chez les nouveau-nés, ou mieux, indubitablement congénitales, sont à peu près aussi fréquentes à droite qu'à gauche. Quatrième différence.

Puis, il n'est pas un des cas cités plus haut et rapporté par les auteurs, qui n'ait trouvé, ici des partisans, là des ennemis, au point de vue de la congénitalité, tandis que personne n'a jamais élevé un doute sur celles que nous regardons comme congénitales. Cinquième différence.

Enfin, tout ce dernier groupe de hernies ressemble, par tous ses caractères anatomiques et symptomatiques, aux observations de hernie diaphragmatique, suite d'efforts, de plaies, etc. Il n'y manque qu'une chose, c'est la notion d'une lésion antérieure du diaphragme.

Que l'on compare, en effet, les cas que nous venons de citer, à celui de Thompson par exemple, et à celui de Morgan, et il sera facile de se convaincre de la vérité de nos paroles. Nous ne saurions entreprendre, pas même pour deux cas pris au hasard, cette comparaison, parce qu'elle nous entraînerait trop loin, parce qu'enfin c'est là une chose facile, et que pourra faire toute personne soucieuse de s'en rendre compte.

Pour nous, en somme, les hernies diaphragmatiques en

*boutonnière* peuvent être considérées comme des hernies par ruptures, et si nous ne craignions de passer pour être trop affirmatifs, nous dirions que ce sont des hernies par ruptures.

En effet, il est une erreur généralement répandue en pathologie et en anatomie pathologique, contre laquelle on ne saurait trop s'élever, parce qu'elle a pu, à son tour, être pour quelque chose dans la confusion qui règne sur la congénitalité des hernies du diaphragme. Nous voulons parler de la façon dont se comportent les viscères abdominaux par rapport à l'ouverture du diaphragme, lorsque ce dernier vient à être le siége d'une rupture.

« Lorsque le diaphragme a été perforé, dit M. Cruveilhier, que la perforation occupe la portion charnue ou la portion aponévrotique de ce muscle, les viscères abdominaux s'y précipitent immédiatement, comme ils se précipitent à travers toute solution de continuité de la paroi abdominale antérieure, et il en résulte une hernie diaphragmatique traumatique. La plaie du diaphragme ne saurait donc se cicatriser; ses bords se rétractent, elle affecte une forme circulaire, en sorte que, plus tard, il est impossible de distinguer une solution de continuité congénitale du diaphragme, etc.» Suit, comme exemple, le cas de M. Pétrequin.

Bien que nous nourrissions la ferme conviction que l'aspect seul de l'ouverture anormale du diaphragme, puisque c'est ce que nous cherchons à établir, que le siége surtout de cette ouverture, peuvent suffire, dans la majorité des cas, pour démontrer la congénitalité réelle ou fausse de ces ouvertures, acceptons, pour le moment, que ce point soit délicat à résoudre, si l'on n'a pas recours à un autre genre de preuves. Mais ce qu'il nous est matériellement impossible d'admettre, c'est que, à peine une

ouverture est-elle faite au diaphragme, elle est immédiatement envahie par les viscères abdominaux.

C'est en effet par une singulière distraction qu'on
invoque la présence du foie quand il s'agit de la plus ou
moins grande fréquence des hernies diaphragmatiques ·
à droite ou à gauche, tandis qu'ici, il semble qu'on l'ait
complétement mis dans l'ombre.

Est-ce pour expliquer comment les lèvres des ouvertures accidentelles du diaphragme se cicatrisent separé-
ment que, sans s'inquiéter de la présence du foie, on y fait
de suite s'y précipiter les viscères abdominaux?

Le fait est réel, toutes les observations le démontrent,
et au besoin l'anatomie pathologique comparée viendrait
en donner des preuves nombreuses, puisqu'elle nous
apprend que les ruptures du diaphragme sont relative-
ment fréquentes chez les animaux. Toutes les ruptures
du diaphragme se cicatrisent donc en laissant une ouverture plus ou moins largement béante, mais enfin une
ouverture.

Il n'est point hors de propos de se reporter aux anciens
à ce sujet, et ce sont eux qui nous fournissent, ce nous
semble, l'explication la plus simple et le plus à l'abri de
toute objection.

Au rapport de Morgagni, Hippocrate et Galien auraient
connu cette particularité des solutions de continuité du
diaphragme, de ne pas ce cicatriser par la réunion des
lèvres de la plaie; d'où il suit que l'ouverture reste béante,
dit-il, qu'il y ait ou non des viscères engagés entre ses
lèvres; et, pour les pères de notre art, les mouvements et
les usages du diaphragme sont la raison unique de cette
particularité si curieuse.

Telle est l'explication à laquelle tout le monde peut
souscrire.

Mais, dira-t-on, que deviennent les perforations du diaphragme par les divers produits organiques, etc., tels que kystes, abcès, etc.? C'est un point qui a beaucoup préoccupé M. Mehliss et dont la solution se trouve dans une cicatrice rayonnée du diaphragme, adhérente aux organes voisins.

Nous sommes maintenant à même d'aborder cette nouvelle question : toute rupture du diaphragme est-elle immédiatement suivie de l'irruption des viscères abdominaux dans le thorax? Nous avons vu M. Cruveilhier y répondre par l'affirmative. Sans doute cet avis était aussi celui des auteurs qui ont pensé que toute rupture du diaphragme est mortelle.

Cependant on peut voir dans Boyer et dans A. Cooper, que ces auteurs ne regardent pas cet envahissement des viscères abdominaux, comme nécessaire dans tous les cas, puisque, disent-ils, les viscères sont quelquefois longtemps sans s'engager dans l'ouverture.

On ne s'est pas arrêté suffisamment, quand il s'est agi de cette question, aux rapports intimes du diaphragme, d'où il résulte que toute ouverture accidentelle de ce muscle ne doit pas nécessairement être suivie, même dans le plus grand effort, de l'irruption des organes abdominaux. En effet, si cela est vrai pour les plaies de l'abdomen, où aucun organe résistant ne s'interpose entre l'ouverture accidentelle et la masse intestinale qui cherche à s'y précipiter; cela cesse de l'être pour le diaphragme, à cause de la présence d'une masse solide, le foie, qui le protége dans la majeure partie de son étendue, pendant les efforts surtout, où il est plus fortement appliqué contre la face inférieure du muscle.

On conçoit donc nettement comment, dans ces conditions, la cicatrisation se produit sans agglutination des lèvres de la plaie, et en l'absence de viscères engagés dans l'ouverture, quand celle-ci siége dans les points qui sont en rapport avec le foie. Dans ces cas, en effet, si un viscère parvenait à s'y engager, ce serait le foie, à moins que les intestins ou l'épiploon s'introduisant, à la faveur de quelque mouvement du tronc, entre le foie et la face inférieure du diaphragme, ne gagnent ainsi l'orifice accidentel, en tournant, pour ainsi dire, l'obstacle qui leur est offert par la nature. De cette manière, on comprend que le petit lobe du foie, moins volumineux et plus mobile que le lobe droit, devra laisser plus de prise aux organes abdominaux sur la moitié gauche du diaphragme que d'ailleurs la rate ne saurait protéger de ce côté, à défaut du foie, d'une façon toute-puissante.

Il peut donc se produire des ruptures du diaphragme qui ne soient point immédiatement suivies de hernie diaphragmatique, et ces ruptures, surtout celles du côté gauche, peuvent longtemps seulement après leur cicatrisation livrer passage aux viscères de la cavité abdominale.

Ce n'est point là une simple vue de l'esprit, et nous aurions pu recueillir et reproduire ici plusieurs observations dans lesquelles la hernie s'est produite plusieurs années et même dix ans après la plaie du diaphragme. Nous devons par conséquent croire non-seulement à la possibilité, mais encore à la réalité de ce fait.

Resterait à démontrer, contrairement à l'opinion de ceux qui considéraient toutes les ruptures du diaphragme comme mortelles, que ces ruptures ne tuent pas, au moins d'une façon nécessaire. Il y a là encore des distinctions à établir. Il est bien certain que les ruptures énormes, celles qui sont capables de laisser passer la plus grande partie du foie dans le thorax, sont mortelles; mais lorsque ces ruptures sont étroites, lorsque, comme nous

venons de le voir, elles peuvent se cicatriser librement,
loin des viscères abdominaux, il est de toute évidence
qu'elles ne font pas mourir. Le reste du muscle continue
à fonctionner sans que la communication établie entre la
plèvre et le péritoine trouble en rien ses mouvements ;
mais le malade se trouve sous le coup de deux imminen-
ces morbides, à savoir :

1° Une hernie diaphragmatique ;

2° Une propagation des maladies de la plèvre au péritoine et réciproquement.

Une dernière question serait intéressante à résoudre,
c'est la suivante :

Les ruptures du diaphragme qui succèdent à un effort
peuvent-elles avoir lieu sans donner naissance à des phénomènes objectifs et subjectifs très-appréciables ? Mais la
science manque de documents à ce sujet. Pour nous, il ne
répugne nullement de croire que dans un grand nombre
de circonstances, les signes d'une semblable rupture, non
suivie immédiatement de hernie, et suivie peut-être d'un
léger épanchement sanguin, auront pu passer inaperçus
au milieu d'autres accidents, ou ainsi que d'autres accidents perdus de vue et entièrement oubliés, comme cela
se rencontre chaque jour, par les malades eux-mêmes.

Telle serait en définitive notre manière de comprendre
la pathogénie des hernies sans sac, à ouverture en boutonnière, et il nous semble que considérées à ce dernier
point de vue, il est désormais facile de saisir pourquoi ces
hernies :

1° N'ont rien de fixe dans leur siége ni de régulier dans
leur forme ;

2° Ne se rencontrent que chez des adultes et nullement
chez le nouveau-né ;

3° Ont été plus souvent observées chez des hommes que chez des femmes;

4° Se sont toutes produites à travers la moitié gauche du diaphragme;

5" Ont de tout temps été regardées par plusieurs observateurs comme d'une congénitalité douteuse;

6° Enfin ressemblent anatomiquement et symptomatiquement aux hernies traumatiques, et devraient être considérées comme telles.

Maintenant que nous avons terminé l'histoire des orifices de la hernie sans sac, il conviendrait de décrire les organes herniés. Mais, comme nous aurions à reproduire les mêmes particularités, à l'occasion des hernies avec sac, nous aimons mieux renvoyer cette étude pour cet article, nous bornant à signaler ici le contact immédiat des viscères herniés avec les viscères thoraciques, et dans quelques cas rares (Foerster), des adhérences contractées par les organes herniés avec la plèvre.

## § II.

*Hernies diaphragmatiques avec sac.* — L'existence des hernies diaphragmatiques avec sac, incontestable quand il s'agit de hernies non congénitales, est-elle démontrée par quelques faits connus dans la science dans les hernies congénitales ?

En recherchant avec soin ces faits, nous ne pouvons guère nous arrêter qu'à celui de M. Widerhoefer, et peut-être à celui de M. Boulland.

Dans l'observation de M. Widerhoefer, il est dit : le péritoine entraîné par la masse intestinale dans la cavité thoracique, formait un diverticulum semblable à un triangle à angles émoussés, dont la base était située vers l'enveloppe péritonéale des reins, et dont le sommet pénétrait dans l'ouverture du diaphragme, en se dirigeant de droite à gauche et de bas en haut. Et dans la structure du sac, il n'est pas fait mention de la plèvre; le sac paraît constitué uniquement par le péritoine. L'enfant aurait vécu quinze jours.

Serait-ce en s'appuyant sur une observation semblable que M. Mehliss aurait décrit son sac conique à base en bas?

L'observation de M. Boulland, faite sur un sujet de quatre mois, nous semble à peu près le seul exemple bien net de hernie vraie congénitale. On y trouve un sac gros comme un cœur d'adulte, remontant jusqu'au troisième espace intercostal gauche, entre le lobe supérieur du poumon refoulé au sommet du thorax et le lobe inférieur refoulé à droite avec le cœur. Son fond est un peu dilaté par rapport à son pédicule ou collet. Les deux séreuses qui constituent le sac sont intimement adhérentes l'une à l'autre; on distingue néanmoins entre elles quelques ramifications veineuses, et ce n'est que dans la partie droite du sac, qu'il est possible de distinguer quelques fibres musculaires émanées du pilier gauche, de la portion restante du diaphragme, et perdues bientôt entre la plèvre et le péritoine.

Cette description laisse donc peu de choses à désirer. Le siége de la hernie est précis, à gauche du pilier gauche; par conséquent le diaphragme a cédé dans la partie postérieure gauche, en arrière du lobe inférieur du poumon gauche; nous savons que tel est déjà le point d'élection des hernies congénitales sans sac.

Mais ici une question peut être posée. Les viscères abdominaux avaient-ils déjà fait céder le muscle au moment

de la naissance, et la hernie se trouvait-elle réellement
à cette époque constituée? Ou bien, comme M. Boulland
lui-même incline à le penser, les viscères abdominaux
n'ont-ils été attirés dans la poitrine que d'une manière
insensible, par le seul mécanisme de la respiration qui
n'a commencé à s'exécuter qu'à partir du moment de la
naissance? Nous serions porté nous-même à l'admettre,
et de cette façon on pourrait se rendre compte admirablement, toujours avec M. Boulland, de l'augmentation
croissante de la déformation thoracique, et principalement
de la dépression au niveau de l'épigastre, observées chez
l'enfant.

Cette déformation progressive aurait marqué l'accrois-
sement également progressif du volume de la hernie, ce
qui semble indiquer que l'explication fondée sur le mécanisme de la respiration donnée par l'auteur et complétée
par M. Richard, est conforme à la réalité.

On a rangé dans cette classe de hernies le cas de M. Cruveilhier, celui de Jagwitz, ceux de Bowles, Benjuméda,
Lambron et Vicq d'Azyr. Dans tous ces cas, sauf celui de
Vicq d'Azyr, les malades auraient vécu pendant assez
longtemps, sans que les hernies aient donné lieu à des
signes toujours bien manifestes. Nous ne pouvons que
renvoyer aux observations elles-mêmes, attendu que leur
discussion nous entraînerait trop loin. Qu'il nous suffise
de dire que dans tous ces cas il est impossible de trouver
un caractère incontestable de congénitalité. Nous reviendrons plus tard sur celui de M. Lambron.

On voit donc facilement que, à part l'observation incomplète de M. Widerhoefer et celle de M. Boulland, qu'il serait peut-être mieux de croire *virtuellement* congénitale,
la faisant ainsi rentrer dans ce groupe de hernies que
M. Cruveilhier nomme congénitales par leurs conditions

anatomiques, mais dont il ne donne point d'exemple pour le diaphragme, l'histoire des hernies congénitales ordinaires de ce muscle est encore à tracer, sinon à démontrer. Aussi ne nous aventurerons-nous pas à faire de toutes pièces et l'histoire du sac et celle du collet : on pourra, si l'on en sent le besoin, trouver dans M. Peters et M. Auzelly une description assez étendue de cette partie anatomique applicable aux hernies diaphragmatiques en général. Nous y renverrons le lecteur.

Il est dans les hernies avec sac des variétés dont il faut faire mention, ce sont :

1° Les hernies par éraillement;

2° Les hernies graisseuses qui s'en rapprochent et que beaucoup d'auteurs font rentrer dans les hernies par éraillement;

3° Enfin les éventrations.

Et il n'est pas sans intérêt de voir si la science possède des faits qui prouvent l'existence de ces variétés, considérées au point de vue congénital.

*A.* — « La hernie *par éraillement*, dit M. Cruveilhier, résulte d'un déplacement de viscères s'opérant à travers des anneaux accidentels, lesquels anneaux se produisent par l'écartement des fibres aponévrotiques, musculaires, etc., qui constituent les parois. » Et plus loin, il ajoute : « Toutes les hernies par éraillement sont pourvues de sac herniaire. » C'est donc bien une variété de la hernie avec sac que nous venons d'étudier.

Quelques pages plus haut, on trouve dans le même auteur les lignes suivantes : « Quant aux hernies par éraillement congénitales de l'abdomen, je ne vois que les hernies diaphragmatiques, ayant pour sac herniaire la plèvre et le péritoine..... qui puissent être rangées dans cette catégorie. Mais, pour établir le caractère congénital de ce déplacement, il faudrait le rencontrer chez un enfant nouveau-né. »

Or, nous en possédons des exemples : tels sont ceux de Portal, de Parise, de Lepelletier.

Dans le cas de Portal, une petite portion du foie s'étai glissée entre les deux feuillets du ligament coronaire, écartant les fibres propres du diaphragme, et refoulant devant elle la plèvre et le péritoine adossés.

Dans celui de Parise, la même disposition se rencontrait vers le milieu de la portion droite du muscle.

Enfin, dans le cas de Lepelletier, cette hernie était probablement due à une tumeur cancéreuse du foie; l'observation n'est pas assez explicite à cet égard; elle manque donc de détails suffisants, et d'ailleurs, le malade n'était plus un nouveau-né.

On a encore considéré, et M. Cruveilher est loin de repousser cette opinion, comme des hernies par éraillement celles qui se sont effectuées par l'espace triangulaire post-xiphoïdien, que nous savons manquer normalement de fibres musculaires. Tels seraient un cas de M. Goblet, celui de M. Fleury, celui de M. Luys, etc. Mais il est bien clair à la lecture des observations, qu'il s'agit alors, non plus d'une hernie congénitale, mais d'une hernie ordinaire, dans un point normalement faible, et consécutive soit à un effort, soit à une pression plus ou moins prolongée des viscères abdominaux en ce point.

Concluons donc : la hernie congénitale par éraillement est démontrée, puisque dans le cas de Parise et de Portal, il s'agit d'enfants nouveau-nés. Faisons remarquer ensuite que ces deux cas sont à droite et que le contenu ne consiste que dans une faible portion détachée de la masse du foie.

*B*. — Quant à la hernie *graisseuse*, nous ne saurions mieux faire que de citer textuellement les paroles de M. Cruveilhier. « La hernie graisseuse joue un grand rôle dans la formation des hernies diaphragmatiques par éraillement..... Leur lieu d'élection est l'espace triangulaire qui se trouve derrière l'appendice xiphoïde (ex. : épiplocèles de Bérard aîné). Une masse graisseuse sous-péritonéale s'insinue entre les fibres musculaires qui limitent de chaque côté cet espace, pénètre dans le médiastin antérieur et entraîne à sa suite le péritoine qui forme un sac tout prêt à recevoir les viscères abdominaux (ex. : cas de Bérard jeune, où l'on trouve deux hernies graisseuses du diaphragme et des sacs herniaires vides, entraînés à leur suite). M. Cruveilhier assure avoir vu pas mal de ces sacs herniaires sans hernie, se former pour ainsi dire sous ses yeux à la Salpêtrière.

Ce passage nous démontre amplement qu'il ne peut être question des hernies graisseuses parmi les hernies congénitales, ce que nous avions déjà laissé entrevoir.

*C*. — Quant à l'*éventration* diaphragmatique, c'est-à-dire, le déplacement des organes abdominaux, à la faveur d'un relâchement ou d'une dilatation avec amincissement de la cloison diaphragmatique, sans que ces organes abandonnent pourtant la cavité abdominale, M. Cruveilhier fait observer qu'il est douteux qu'on en ait observé de congénitale, bien qu'on en conçoive la possibilité.

Or, dans le tableau de M. Bowditch on trouve : Diaphragme refoulé dans la cavité thoracique d'un seul côté, 2 fois. Il aurait donc observé deux fois l'éventration diaphragmatique. Mais, comme l'état anatomique complet du diaphragme nous fait défaut, nous aimons mieux nous reporter au cas de J.-L. Petit, qui nous parait un exemple d'éventration indiscutable, puisqu'il donne ainsi qu'il suit la description du sac :

« Il n'était autre chose (le sac) que la prolongation du péritoine, du diaphragme et de la plèvre ensemble, sans aucune rupture dans les membranes, ni aucun écartement dans les fibres musculeuses et tendineuses du diaphragme. »

Le malade était un homme, atteint depuis longtemps d'un prétendu asthme. Tels sont les seuls points de son histoire qui soient relevés dans l'observation; et sur ces courts documents, oser affirmer quoi que ce soit touchant la congénitalité de l'éventration, ce serait, il nous semble, agir sans aucun esprit scientifique. Telles sont pourtant un grand nombre d'autres observations que nous avons rejetées ou que nous repousserons plus loin, parce qu'il n'en est pas une qui soit complète même au point de vue de la simple curiosité.

On doit donc, en pareil cas, imiter la sage réserve de M. le professeur Cruveilhier.

En résumé, la hernie congénitale ordinaire, avec sac, existe probablement, mais la science demande des observations nouvelles et complètes à ce sujet. — La hernie congénitale par éraillement se rencontre dans des conditions particulières. — La hernie graisseuse est le fait d'un âge plus avancé. — Enfin l'éventration diaphragmatique congénitale attend encore sa démonstration.

D'où il suit, enfin, que de toutes les hernies congénitales, la plus fréquente, celle qui est indubitable, est la *hernie sans sac en croissant.*

ARTICLE V. — Étude des organes herniés.

Ces organes sont, par ordre de fréquence, l'estomac, la rate, le côlon, l'épiploon, l'intestin grêle, le duodénum, le foie, le pancréas et le cæcum.

1° *Estomac*. — Dans certains cas (Schoëller, etc.) l'estomac est simplement un peu dévié, surtout lorsque la hernie s'est effectuée dans la moitié droite du diaphragme; on le trouve pour ainsi dire à cheval en avant de la colonne vertébrale.

Mais, lorsqu'il fait partie de la hernie, ce qui est plus fréquent, on le trouve plus ou moins engagé, contourné sur lui-même (cas de Clintock, Meckel, Millard, Briesky, Crang, Chaussier, Stierling, Dubois, Dumontpallier). Quelquefois il est vertical (Boulland); dans un cas, on l'a vu adhérent intimement, par la grande courbure, aux corps des premières vertèbres dorsales (Destrée).

2° *Rate*. — C'est une remarque qui a été faite par tous les observateurs : chaque fois que l'estomac a été engagé dans une hernie diaphragmatique il a été suivi par la rate; on ne connaît guère que le cas de Baron qui fasse exception. Dans ceux de Meckel et de Destrée elle était accompagnée de deux ratelles. Enfin dans le cas de Boulland, elle surmontait tellement le grand cul-de-sac de l'estomac, qu'on l'a trouvée appliquée dans la gouttière vertébro-costale des deuxième et troisième côtes.

3° *Côlon*. — Ordinairement c'est le côlon transverse ou une partie du côlon ascendant qui s'est glissé dans la cavité thoracique (cas de Hillier, Clintock, Millard, Crang,

Chaussier, Dubois, Dumontpallier, Destrée, Widerhoefer, Schoëller, Boulland et le nôtre).

En outre, il est bon de remarquer que dans un grand nombre de cas, le gros intestin hernié a été trouvé rempli de méconium ou de matières et de gaz (cas de Dumontpallier, Millard, Schoëller, Hillier et le nôtre).

4° *Epiploon*. — Quelquefois il a suivi le côlon, d'autres fois l'estomac : on l'a rencontré souvent seul, et on n'a point remarqué qu'il fût plus souvent que les autres organes adhérent soit à l'ouverture, soit aux parois du thorax.

5° *Intestin grêle*. — La présence de ce viscère est notée dans les observations suivantes : Clintock, Chaussier, Millard, Briesky, Crang, Baron, Hillier, Dumontpallier, Widerhoefer, Dupuy, Schoëller et la nôtre ; plusieurs de ces observations ne disent rien de sa réductibilité, d'autres renferment ce détail, qu'il était réductible (Briesky, Schoëller, etc.).

6° *Duodénum*. — Il est rarement indiqué : le plus souvent c'est la troisième partie qui est déplacée (Widerhoefer, Schoëller).

7° *Œsophage*. — Cet organe remonte quelquefois par l'ouverture anormale rejoindre l'estomac, tout entier engagé dans la cavité thoracique (Clintock). Cet auteur ne se rend pas compte d'une telle disposition ; il espère qu'un jour la connaissance du mode de développement du diaphragme en donnera l'explication.

8° *Pancréas*. — Le pancréas a quelquefois suivi l'estomac dans son déplacement (Clintock).

9° *Cæcum*. — Le cæcum n'a été rencontré que rarement dans le thorax ; c'est qu'en effet, fixé dans la fosse iliaque droite par le péritoine qui passe en avant de lui, ce n'est que dans les cas rares où il a été trouvé pourvu d'un mésocæcum, que ce dernier, en s'allongeant, a permis au cæcum de se déplacer jusque dans la poitrine. Peut-être aussi existe-t-il des cas particuliers, où le mésocæcum lui-même aurait été formé, pour ainsi dire, de toutes pièces, à la suite de tiraillements exercés sur le cæcum par le côlon déjà engagé. Ce qui nous ferait accepter une telle opinion, c'est la rareté excessive'des sujets qui aient présenté un mésocæcum en dehors des conditions dont nous nous occupons.

Toujours est-il que le cæcum a été rencontré libre dans le thorax (cas de Schoëller, Dupuy, Dubois, Destrée, Dumontpallier); et dans notre cas particulier, on peut voir le cæcum entièrement libre et flottant, avec son appendice, placé dans la cavité thoracique droite, non loin du sommet de cette cavité. Le péritoine qui la retient, ainsi que celui de tout le paquet des intestins grêles et de la portion ascendante du côlon à laquelle fait suite le cæcum, jouit d'une laxité et d'une mobilité parfaite.

Le fait de la présence du cæcum dans les hérnies n'en demeure pas moins très-rare, puisque M. Richard sur 50 observations ne l'a pas trouvé signalé une seule fois; puisque Dreyfus sur 55 observations l'a à peine rencontré quelques fois.

10° *Reins et capsules surrénales*. — Dans le cas de Schoëller seul, le rein et sa capsule surrénale paraissaient engagés par leur extrémité supérieure dans la cavité droite du thorax. Ils étaient recouverts par la séreuse pleuro-péritonéale.

11° *Foie et vésicule biliaire.* — Nous avons relégué en dernier lieu cet organe, parce qu'il mérite qu'on s'y arrête un peu plus longuement.

La question de la présence du foie dans le thorax a soulevé déjà de nombreuses discussions, elle a donné lieu au travail remarquable de M. Lambron sur l'hépatocèle diaphragmatique, et en partie au mémoire de M. Fauconneau-Dufresne sur l'hépatocèle abdominale. M. Lambron ne conçoit pas l'hépatocèle diaphragmatique non congénitale, parce que, dit-il, une ouverture assez grande pour laisser passer le foie doit, par sa grandeur même, avoir amené la mort ; et plus loin il ajoute : *Toutes les hernies du foie par le diaphragme sont à droite.* Tels sont à peu près les termes de M. Fauconneau-Dufresne, dans le mémoire duquel on retrouve même autre chose que les opinions de M. Lambron.

Ce n'est pas le moment de discuter ici la première question, à savoir : que l'hépatocèle diaphragmatique est toujours congénitale. Elle est souvent congénitale ; grand nombre d'observations que nous avons sous les yeux le démontrent. Qu'à la longue, dans une ouverture accidentelle du diaphragme, telle que celles dont nous avons parlé dans la discussion des hernies congénitales sans sac, le foie, grâce à la malléabilité de son tissu, finisse par y pénétrer, c'est une chose que nous nous contenterons de concevoir sans en rechercher les preuves qui nous manquent, quant à présent.

Mais l'examen de faits bien connus dément sa deuxième assertion, à savoir : que toute hernie du foie par le diaphragme est à droite. En effet, dans les cas de Clintock, Meckel, Millard, Dubois, Dumontpallier, Cruveilhier et Briesky, il est dit formellement que le lobe gauche du foie a envahi la cavité correspondante de la poitrine. Dans la plupart de ces cas, il est vrai, cette hépatocèle est accompagnée de la hernie d'autres viscères abdominaux ; mais, d'après les observations mêmes qu'a prises M. Lambron, il est facile de voir que cela ne change rien à la discussion actuelle. Et si nous consultons le nombre des cas où l'hépatocèle est à droite, nous trouvons ce nombre égal au premier (Portal, Parise, Chaussier, Schoëller, Vicq d'Azyr, Lambron et nous-même).

Quant à ce qui concerne la raison donnée par M. Lambron de la fréquence exclusive de l'hépatocèle à droite, on ne saurait y croire davantage.

M. Lambron fait remarquer, et après lui M. Fauconneau-Dufresne, que, chez le fœtus, le foie apparaît avant tout autre organe ; que dans les premiers temps de la vie utérine, thorax et abdomen forment une cavité unique ; que le diaphragme, en se développant plus tard, peut trouver engagé dans le thorax le petit lobe du foie qui, à la faveur de son faible volume et d'une pression quelconque, a pu mieux que le gros lobe s'insinuer dans la poitrine, et qu'alors le diaphragme est arrêté par la présence du foie dans son développement ; et comme le petit lobe du foie à cette époque est le droit, il s'ensuit, ajoute-t-il que c'est de ce côté seulement que l'hépatocèle doit se rencontrer.

Il faut reconnaître que M. Lambron dans l'exposé de sa théorie admet bien facilement cette inégalité primordiale entre les deux lobes du foie. Or cette inégalité n'existe pas : le lobe gauche est plus volumineux chez le fœtus que chez l'adulte, personne ne le conteste ; mais son volume ne dépasse pas d'une manière sensible celui du lobe droit à cette époque. C'est une observation que nous avons déjà faite antérieurement et qu'il est facile de vérifier avec quelques notions d'embryologie.

Quant aux premières données d'anatomie fœtale auxquelles M. Lambron a d'abord recours, on verra plus loin qu'elles sont d'une exactitude en rapport avec les résultats de la science la plus moderne.

Mais en rejetant l'opinion de M. Lambron, dirons-nous avec Boyer, que la hernie du foie par le diaphragme a lieu plus fréquemment à gauche? Nous ne sommes pas en mesure d'en donner la preuve, et à ne juger que d'après les observations que nous venons de citer, on devrait admettre qu'elles sont aussi fréquentes à gauche qu'à droite.

Quelle que soit d'ailleurs l'opinion que l'on se fasse à cet égard, dans un certain nombre de cas, le foie est recouvert d'un sac, dans d'autres il en est totalement dépourvu, et ces derniers sont les plus nombreux.

A. — *Hépatocèles avec sac.* — M. Lambron a fait une étude très-étendue de l'hépatocèle avec sac. Ce sac est ordinairement séro-celluleux. Tantôt le fond est plus large que le collet; tantôt au contraire le fond est égal ou plus étroit que l'ouverture du diaphragme. Presque toujours, dit-il, quand l'ouverture est plus étroite que le fond, le foie contenu dans le sac n'en peut sortir, ce qui se comprend de la manière suivante : la partie herniée du foie se développe, tandis que le diaphragme se développe aussi de son côté, d'où il suit que se faisant obstacle l'un à l'autre, ils se retiennent pour ainsi dire réciproquement. Si au contraire l'ouverture est large au diaphragme, le foie se développe aisément, et il peut ainsi glisser de la loge qui le renfermait : c'est de cette manière qu'on devrait comprendre ces sacs vides du diaphragme dont parle M. Cruveilhier.

Pour nous, malgré tout ce qu'il peut y avoir de vrai

en pareil cas, dans les idées de M. Lambron, nous préférons nous en tenir aux explications de M. Cruveilhier, qui considère la formation de ces sacs, ainsi qu'on a pu le voir plus haut, comme un résultat naturel de ce qu'il appelle les hernies graisseuses.

B. — *Hépatocèles sans sac.* — Il est peu d'observations dans lesquelles on ait rencontré le foie tout entier dans la cavité thoracique. Ordinairement c'est une portion soit du lobe gauche, soit du lobe droit, qui s'est fléchie sur la portion restante de l'organe, pour pénétrer dans le thorax. Beaucoup de ces observations sont intéressantes, en ce qu'elles montrent combien est grande la malléabilité du foie, et combien il se façonne aisément pour se mettre en rapport avec toutes les parties de l'économie. En effet, on voit dans les cas de Meckel, Schoëller, Dubois, Dumontpallier, Cruveilhier et dans le nôtre, que le foie est comme coupé en deux portions distinctes, l'une abdominale, ordinairement plus considérable, l'autre thoracique, plus petite et portant le plus souvent la vésicule si la hernie a lieu à droite. Il ne reste plus, pour ainsi dire, que la capsule du foie au niveau de l'étranglement formé par le croissant diaphragmatique, et toute la substance propre de l'organe semble avoir fui dans le lobe thoracique ou dans le lobe abdominal. — Il ne reste donc plus qu'un pont souvent très-mince pour conduire d'un lobe à l'autre, et ce pont correspond précisément au bord tranchant du diaphragme, ce qui nous explique pourquoi tous les autres viscères abdominaux étant ordinairement réductibles, le foie seul fait et doit faire exception.

Quant aux canaux biliaires, ils se prêtent, eux aussi, à la circonstance, ils s'allongent, disent certains auteurs,

non sans subir quelques changements dans leur calibre :
d'où ces débordements de bile, ces calculs signalés dans
certaines observations où les malades auraient vécu plus
longtemps que dans les cas ordinaires (Vicq d'Azyr,
Lambron).

### ARTICLE VI. — État du thorax et des viscères thoraciques.

Il était facile de prévoir que de tels déplacements doivent exercer une influence plus ou moins fâcheuse sur le
développement du thorax, et en particulier sur celui des
viscères thoraciques.

### § I. — Thorax.

*Déformation.* — Dans un petit nombre d'observations on trouve signalée, tantôt simplement une déformation générale, tantôt une déformation portant exclusi-
vement sur le côté du thorax que les viscères abdominaux
ont envahi.

A. — M. Bowditch dit avoir trouvé trois fois le thorax
dilaté. M. Richard signale aussi cette particularité. Dans
l'observation de M. Hillier, il est dit que la poitrine était
haute, et le sternum bombé en avant; celle de Becker
porte que le thorax était dilaté avec rondeur, voussure
générale.

Tels sont, à notre connaissance du moins, les seuls cas
où cette déformation générale ait été indiquée. Ces particularités ont-elles été notées après coup? Tenaient-elles
au développement exagéré du poumon opposé au côté
envahi, d'une part, et de l'autre à la présence des viscères

abdominaux? C'est ce que les observateurs ne disent pas.
Rappelons seulement que le malade de M. Widerhoefer a
vécu 15 jours, celui de M. Hillier, 4 mois, et celui de
Becker, 5 ans; ce qui a pu, dans chacun de ces cas, per-
mettre au poumon restant de fonctionner d'une façon
exagérée.

B. — On trouve des observations plus explicites en ce
qui touche les déformations partielles. M. Richard les
décrit avec soin, en s'appuyant spécialement sur le cas si
remarquable de M. Boulland, et il confirme en l'étendant
l'explication si ingénieuse que l'auteur en a donnée. Cette
déformation consistait dans « une dépression très-prononcée de la région épigastrique; les cartilages costaux, au lieu
de faire suite aux côtes, étaient comme luxés en dedans,
et produisaient par cette direction vicieuse une dépression plus forte à gauche qu'à droite, où elle existait à
peine. »

Suit plus loin l'explication que nous rapportons textuellement :

« Les rapports des cartilages avec la poche à laquelle
ils adhéraient nous expliquent comment ces cartilages
ont pu, en quelque sorte, se luxer en dedans. En effet,
à chaque expiration, la poche remontant dans la poitrine
attirait en haut les cartilages costaux, et il résultait de
cette traction la dépression qu'on remarquait pendant
la vie sur la poitrine de l'enfant. Ce qui milite en faveur
de notre explication, c'est l'absence de ce phénomène à
droite, où les parties se trouvaient dans leur disposition
habituelle. »

M. Richard pense que ce phénomène n'a pas lieu
seulement dans l'expiration, mais dans tous les cas pos-

sibles où les viscères de l'abdomen sont refoulés dans la
poitrine.

Ajoutons que M. Widerhoefer parle, dans son observation, d'un élargissement considérable du côté gauche,
qu'il attribue au déplacement du médiastin dévié à droite
du sternum.

M. Breisky a noté également un élargissement de la
cavité gauche chez son malade.

§ II.— Viscères thoraciques.

L'examen doit porter :
1° Sur les poumons;
2° Sur le cœur;
3° Sur le médiastin, l'œsophage, l'aorte, etc.

1ʳᵉ division. *Poumons.*— Nous considérerons isolément
le poumon du côté où la hernie s'est produite, et celui
qui n'a pas été en contact avec les viscères abdominaux.

A. *Poumon du côté où s'est effectuée la hernie.* Ce poumon a été trouvé lésé de plusieurs façons.

*a.* L'observation de Rivière porte qu'il était *absent*; et
c'est un des points sur lesquels il s'appuie pour démontrer que le cas qu'il rapporte est congénital.

L'*absence* d'un poumon n'est pas chose qu'il faille admettre si facilement : on conçoit en effet son atrophie,
son arrêt de développement, sa compression même,
comme dans certains cas de pleurésie chronique où le
poumon refoulé contre la colonne vertébrale est réduit à
une lame charnue souvent difficile à retrouver.

Sans donc nier quand même l'absence du poumon, faisons remarquer que l'observation sur laquelle on s'appuie, manque d'un grand nombre de renseignements que l'on est en droit d'exiger en pareille matière.

*b.* Ce qu'il est fréquent et même habituel de rencontrer, c'est l'*état rudimentaire* du poumon.

Tantôt refoulé au sommet de la cavité thoracique (Hillier, Widerhoefer), tantôt retiré vers sa racine et aplati contre la colonne vertébrale (Breisky), cet organe apparaît sous la forme d'un mamelon arrondi ou bilobé (Breisky, Schoëller, etc.).

La couleur varie selon que l'enfant a, ou n'a pas respiré. Rouge bleuâtre dans le premier cas, d'un rose pâle un peu jaunâtre dans le second, le poumon dans tous les cas se laisse insuffler facilement lorsqu'on le trouve en collapsus et non crépitant. On l'a rencontré emphysémateux au sommet, revenu sur lui-même à la base chez le même sujet (Hillier). Enfin dans beaucoup de cas, il contient à peine quelques bulles d'air, et on ne saurait affirmer que l'enfant a respiré.

L'état rudimentaire du poumon ne doit pas être pris dans le sens d'atrophie, et ce n'est pas sans étonnement que dans quelques observations, nous voyons décrire sous le nom d'atrophie cet état particulier du poumon.

Si le poumon était atrophié, en effet, on lui trouverait toujours ses divisions normales, que l'atrophie la plus avancée ne saurait faire disparaître ; et, avant tout, il serait nécessaire de prouver que le poumon était développé entièrement à une époque où les viscères n'avaient pas encore envahi la cavité thoracique. Or, tout le monde sait que chez le fœtus, les poumons sont toujours et jusqu'à un moment très-proche de la naissance, peu développés et en quelque sorte rudimentaires. On ne saisit donc pas comment de tels organes pourraient s'atrophier.

Il ne faudrait pas croire, d'ailleurs, que nous agitions ici une pure question de mots. Accordons que dans quelques observations le mot *atrophie* a été employé comme synonyme d'*état rudimentaire;* mais il n'en a certainement pas été ainsi dans le cas de M. Dumontpallier, où l'auteur croit pouvoir expliquer cette *atrophie,* à l'aide de la compression exercée sur les vaisseaux bronchiques du poumon directement par le foie. Nous saisissons d'autant moins cette vue de M. Dumontpallier, que dans le cas actuel la compression portait à la périphérie du poumon refoulé contre la colonne vertébrale, et nullement sur les artères bronchiques qui, comme on le sait, sont profondément situées dans le médiastin et simplement déplacées avec les divisions de la trachée qui les supportent. Aussi rejetons-nous et le mot et l'explication, pour nous ranger, avec la majorité des observateurs, à la théorie de l'arrêt de développement ou de formation.

Cet état rudimentaire du poumon, ainsi que l'indique clairement l'analyse des observations, est en rapport direct avec la masse des viscères qui ont franchi le diaphragme pendant la vie intra-utérine.

Aussi dans le cas de M. Boulland n'est-il question ni d'arrêt de développement, ni même d'atrophie; ce qui doit nous confirmer dans la pensée que les poumons de son enfant ont bien et dûment respiré, et que la hernie s'est bien produite par le mécanisme qu'il a indiqué, à la faveur d'un point du diaphragme congénitalement faible, et qui a cédé lentement devant la pression des viscères abdominaux.

B. *Poumon du côté opposé à celui de la hernie.* Presque toujours le poumon du côté opposé à celui de la hernie a présenté des altérations, soit que les enfants étant morts sans pouvoir respirer on le trouve à l'état rudimentaire, soit que les sujets ayant vécu pendant quelque temps, on le rencontre entièrement rempli d'air et même emphysémateux.

Dans le premier cas (Shoëller) le refoulement des viscères thoraciques par les organes abdominaux n'ayant pas été limité au côté de la hernie, l'arrêt de développement a porté, mais à un degré beaucoup plus faible, sur le poumon du côté opposé. Telle était notre observation, où il est facile de voir le poumon gauche ayant seulement le tiers de son volume habituel à la naissance, tandis que le poumon droit présente à peine le volume d'une noix. Alors le poumon est d'un rouge plus ou moins intense (Clintock) quelquefois violacé (Dubois), et devient d'un rose pâle par l'insufflation (Shoëller).

Rappelons pour n'en plus parler le cas de Rivière où le poumon gauche aurait été réduit à un seul lobe, alors que le poumon droit était absent et le malade aurait vécu 44 ans, selon les uns, 24 ans selon d'autres. Or dans ce cas, on n'a pas même songé à décrire l'ouverture du diaphragme !

Mais poursuivons. Dans d'autres cas, on a trouvé ce poumon emphysémateux (Hillier); dans d'autres, enfin, le poumon s'offrait avec son volume normal (Clintock).

Pourquoi dans toutes ces circonstances n'a-t-on pas pratiqué la docimasie pulmonaire ? Dans le cas que nous avons pu étudier avec soin, nous avons pratiqué sur des parcelles de chaque poumon, la docimasie pulmonaire par l'eau, deux jours après la naissance ; nous avons vu des morceaux de poumon se *rendant avec peine au fond du vase* ; mais, on le conçoit, il est impossible de rien tirer de cette seule expérience.

2ᵉ division. *Le cœur et le péricarde.* — Le cœur et le péricarde ont été vus refoulés par les organes herniés, tout à fait contre les parois costales du côté opposé à la hernie. Généralement, cependant, la déviation imprimée à cet organe est beaucoup moins marquée. C'est ainsi que Meckel a vu le cœur situé au côté droit de l'épine et vertical; dans un cas de Chaussier, dans celui de M. Widerhoefer, le cœur était refoulé à droite; dans celui de Clintock il comprimait le poumon droit par la face interne. Enfin dans celui de Schoëller et dans le nôtre, le cœur était rejeté assez fortement dans la cavité thoracique gauche.

Dans tous les cas, la substance n'a jamais paru avoir subi aucune altération. Il est noté dans le cas de M. Dubois, que ses cavités étaient remplies de caillots noirs et mous.

3ᵉ division. *Médiastins, œsophage, aorte, etc.* — Les médiastins, ainsi que les organes importants qu'ils contiennent, œsophage, aorte, thymus, etc., ont été vus plus ou moins déviés, sans présenter jamais aucune altération dans leurs tissus.

Nous ne dirons rien de l'abdomen ni des autres régions prises en général. Mais il y aurait, dans ce travail, une omission grave si nous ne passions en revue, au point où nous en sommes arrivé, les diverses lésions qu'ont présentées les différents sujets des observations précédentes, abstraction faite des conséquences qu'il est permis d'en tirer. Nous allons en faire l'objet d'un nouvel article.

## ARTICLE VII. — Lésions diverses.

### § 1<sup>er</sup>.

Revenons d'abord au *diaphragme*. Si l'on envisage d'une manière générale les observations assez nombreuses sur lesquelles nous nous appuyons, on verra que dans presque toutes, les observateurs se sont contenté d'indiquer l'ouverture du diaphragme, quelquefois même sans la décrire. Dans aucune, à part peut-être le cas de M. Dumontpallier, il n'est donné une description de la portion restante du diaphragme. M. Schoëller dit, en parlant de la moitié gauche : l'autre moitié était normale; l'observation de M. Dupuy donne la même indication. Seul M. Dumontpallier, comprenant sans doute que tout l'intérêt de la question se rattache à la disposition du diaphragme, a donné de ce muscle une description minutieuse et complète.

Il y a là, dans tous les auteurs, une lacune véritablement regrettable, parce que, en définitive, à quelque point de vue que l'on se place, il importe bien plus de connaître parfaitement la constitution du diaphragme sans la lésion duquel la hernie n'existerait pas, que d'apprendre quels organes ont envahi la cavité thoracique, l'un audessus ou en arrière de l'autre.

Nous avons bien trouvé dans le cas de M. Schoëller une description qui nous a quelque peu embarrassé. Il dit :

« Au devant de l'articulation costo-vertébrale de la douzième côte, on trouvait un épais faisceau musculaire dirigé vers la moitié gauche du diaphragme, et retenu vers le milieu du muscle lui-même : ce faisceau formait, avec la partie antérieure du diaphragme, la moitié droite de l'anneau à travers l'ouverture duquel les organes abdominaux s'étaient engagés dans la poitrine.»

Après y avoir réfléchi, il nous a semblé que ce faisceau devait être considéré non comme un faisceau surnuméraire, mais comme la partie constituante du petit ligament cintré.

Quoi qu'il en soit, voici, dans le cas qui nous appartient, ce que nous constatons et jugeons digne d'être signalé :

Le diaphragme dont toutes les insertions et toutes les ouvertures naturelles sont normales, présente deux faisceaux surnuméraires ainsi disposés à la face inférieure du muscle. L'un antérieur, plus large et plus long, est situé au niveau de l'union du foliole moyen avec le foliole gauche, dont il voile en partie les fibres tendineuses; mais il couvre entièrement la partie antérieure du foliole moyen.

Sa direction est un peu oblique en arrière et à gauche; sa forme est celle d'une bandelette aplatie, plus large à l'extrémité gauche qui a un peu plus de 1 centimètre et demi qu'à son extrémité droite qui finit un peu brusquement en pointe. Vers la partie moyenne, sa largeur mesure 1 centimètre et demi environ. Son épaisseur est dans tous les points à peine de 1 millimètre.

Sa face inférieure est recouverte par le péritoine dont il est facile de l'isoler. Sa face supérieure repose sur la face inférieure du diaphragme dont on peut assez facilement la séparer.

Son extrémité gauche se termine par des fibres fines et comme tendineuses qui se perdent bientôt sous la séreuse, sans qu'il soit possible de les suivre jusqu'aux côtes. Son extrémité droite semble formée de fibres ramassées, alter-

nativement rouges et nacrées, qui se dirigent vers la huitième côte droite, mais qu'il est impossible de poursuivre
jusque-là.

Toute la bandelette est composée de fibres charnues
très-colorées, en tout semblables à celles de la périphérie
du diaphragme, et parallèles entre elles.

L'autre faisceau accessoire est bien plus grêle, composé
de fibres pâles et situé à la face inférieure du foliole droit;
il n'est pas possible de poursuivre bien loin ses fibres soit
en avant, soit en arrière.

Comment se rendre compte d'une semblable disposition, mise en regard surtout de l'absence des fibres
musculaires postérieures du foliole droit?

L'interprétation du fait est des plus difficiles, à n'en pas
douter ; c'est ce qui nous a conduit à faire de nouvelles
recherches. Or, soit que nous consultions les auteurs
classiques, soit que nous nous reportions aux mémoires
et aux articles écrits sur le diaphragme, nous n'apprenons
rien, absolument rien. En feuilletant Senac, nous avons
bien trouvé l'indication de deux faisceaux accessoires,
aperçus une fois, par hasard, sur un diaphragme d'ailleurs
normal, mais ces deux faisceaux, placés de chaque côté de
l'espace triangulaire post-xiphoïdien, et situés sous le
péritoine, paraissaient simplement doubler le muscle à ce
niveau; car, partant du centre phrénique, ils allaient
comme les faisceaux sus-jacents du diaphragme, s'insérer
sur les côtés du sternum en laissant entre eux l'espace
triangulaire normal.

Il n'y a donc entre ce cas, et celui que nous avons rencontré, qu'une analogie très-éloignée.

Resterait à savoir si le fait d'un diaphragme anormal,
en ce sens qu'il s'offre à nous incomplet, serait pour quel-

que chose dans la présence de ces faisceaux surnuméraires, et c'est en cela que de nouvelles observations et
de nouvelles recherches seraient nécessaires; c'est en cela
que nous regrettons de ne pas avoir une description
détaillée du muscle dans toutes les observations analogues
à la nôtre, quant à ce qui concerne l'ouverture et les
autres parties du diaphragme.

Peut-être y trouverions-nous quelques documents qui
nous aideraient à trancher cette question.

En l'absence de données de cette nature, on peut avoir
recours à l'embryologie; et involontairement, on porte
les yeux sur cette admirable loi de *balancement des
organes*, pour la première fois mise en avant par G. Saint-
Hilaire. Voici ce qu'il dit à ce sujet :

« L'exubérance d'un côté entraîne une diminution d'un
autre côté..... On peut regarder comme une conséquence
de cet antagonisme du développement de certains organes,
la possibilité de réunion chez le même sujet de deux anomalies de volume, l'une par diminution, l'autre par augmentation. »

Or, n'est-ce pas ce que l'on trouve précisément chez
notre fœtus ? D'une part, l'absence d'une portion charnue
du diaphragme; d'autre part, la présence de deux faisceaux charnus surnuméraires, compris entre la face
inférieure du muscle et le péritoine, mais égarés, sous
forme de deux bandelettes musculaires, dont la réunion
suffirait, à n'en pas douter, pour combler la trouée faite
au diaphragme, trouée dont le passage des viscères a
certainement exagéré l'étendue.

L'application serait donc parfaite. Mais quelque séduisante qu'elle paraisse, il faut se tenir dans la réserve la
plus grande à cet égard, parce qu'il est impossible sur

un cas sans analogue de se prononcer en homme sage, quelle que soit la hauteur, nous dirions volontiers la transcendance des principes sur lesquels on s'appuie.

### § II. — *Autres organes.*

« Les perforations congénitales très-étendues n'ont pas lieu, dit I. G. Saint-Hilaire, sans que des anomalies très-graves se présentent en même temps et viennent les compliquer; en d'autres termes, sans que l'individu qui les présente soit monstrueux. On doit en excepter *les perforations du diaphragme.* On en observe, en effet, d'assez étendues chez des sujets qui ne s'écartent de l'ordre normal que par ce vice de conformation et par le déplacement de quelques viscères à travers l'ouverture anormale de la poitrine, dans la cavité abdominale ou réciproquement..... On trouve dans les auteurs plusieurs cas de ce genre, observés soit chez des fœtus ou des enfants, soit même chez des individus adultes. » Et il rapporte le cas de Benjemuda, cité et apprécié par Bobilier.

Ces paroles n'ont pas besoin de commentaires; elles sont l'expression exacte de l'opinion générale, à savoir : que, tandis que les autres vices de conformation, spina bifida, bec-de-lièvre, anus imperforé, etc., etc., sont souvent, chez le même fœtus, en compagnie d'autres vices de conformation plus ou moins analogues; dans les hernies diaphragmatiques, au contraire, il est exceptionnel de les rencontrer.

En ce qui concerne les faits que nous avons sous les yeux, voici ce qu'il est facile de constater :

Tous les fœtus sont venus à terme, parfaitement bien conformés extérieurement (Clintock, Breisky, Crang, Hillier, Dubois, Schoeller, notre cas, etc., etc.).

Seuls, les fœtus de Meckel, de Destrée, de Dupuy et celui de Caboche-Royer, présenté à M. Cruveilhier, font exception. Celui de Meckel, né à 8 mois environ, était de toutes parts monstrueux; celui de Destrée, né à 5 mois et demi, était anencéphale; celui de Dupuy, né à terme ainsi que celui de Caboche-Royer, était monstrueux.

Pourquoi cette différence singulière entre les vices de conformation du diaphragme et ceux des autres parties du corps ? On ne voit aucun auteur en chercher la raison.

Or, si un jour il était démontré, par des faits nouveaux et semblables à celui que nous venons d'étudier, que ce vice de conformation du diaphragme ne consiste que dans une aberration de certains faisceaux, de certaines portions de ce muscle, et non pas dans un manque de réunion, comme dans le bec-de-lièvre par exemple; s'il était dé-montré que, dans ces cas, il ne manque rien au dia-phragme, mais que simplement les parties constituantes ne sont pas toutes à leur place naturelle, on voit de suite que ce vice de conformation du diaphragme ne devrait plus être placé à côté de ceux que nous venons de rap-peler. On concevrait admirablement que ces derniers, qui sont des vices par défaut, vices dépendant d'une cause inconnue, il est vrai, mais générale, se présentent avec des vices de conformation multiples, tandis que ces vices de conformation du diaphragme, qui seraient des vices par aberration locale, se présentent ordinairement seuls sur le sujet qui en est porteur.

On peut comprendre ainsi toute l'importance qui s'atta-cherait à l'examen minutieux de tous les organes, et en particulier du diaphragme, dans les circonstances qui nous occupent.

# CHAPITRE II.

### ARTICLE I<sup>er</sup>. — Etiologie, mécanisme.

#### § I<sup>er</sup>. — *Étiologie.*

L'étiologie de la hernie diaphragmatique congénitale se résume tout entière dans l'étude de l'embryologie anormale ou tératologie. Et aujourd'hui que l'on a substitué à la préexistence des germes anormaux, pour expliquer l'origine des anomalies, les perturbations survenues après la conception, perturbations que les expériences faites sur les œufs fécondés des animaux ont en grande partie démontrées, nous n'entrerons pas dans les théories générales plus ou moins élevées qui ont été émises pour soutenir telle ou telle opinion; nous nous bornerons à l'exposition des faits plus ou moins perceptibles et plus ou moins discutables.

Que la femme, par son âge, par ses conditions de mariage et de position sociale, par ses émotions morales et physiques, soit plus ou moins prédisposée à donner le jour à des enfants monstrueux; que le père, de son côté, ait également quelque influence de ce genre; que le sexe même du fœtus ait une influence non douteuse, car cela a été dit dans un temps où le sexe féminin était regardé lui-même comme le premier, comme le plus général des arrêts de développement, (ce que, dans l'espèce, ne viendrait pas confirmer notre statistique, puisque nous avons autant de mâles que de filles), peu importe.

Ce sont là autant de questions qui ne sont pas dépour-

vues d'intérêt sans doute, mais qui n'ont encore rien
donné de bien précis en ce qui concerne les parties du
fœtus dont le mode de développement est bien connu; à
plus forte raison, quand il s'agit du diaphragme dont le
mode de développement n'est pas encore entièrement
élucidé.

Meckel, un des premiers, a admis l'arrêt de développement pour donner la raison de la plupart des anomalies ;
pour lui, les organes mal conformés représentent l'état
normal et stationnaire des êtres inférieurs. Et la théorie
de l'arrêt de développement est à peu près la seule
actuellement régnante.

Cet arrêt de développement lui-même est attribué
généralement à des maladies générales ou locales du
fœtus. Mais, ne trouvant rien ici qui soit directement en
rapport avec notre sujet, ne nous y arrêtons pas.

Qu'il nous suffise de rappeler que, dans la hernie congénitale par le diaphragme, il manque réellement une
portion plus ou moins considérable de ce muscle, et
cherchons à nous en rendre compte par la théorie de
l'arrêt de développement, théorie invoquée déjà de loin
en loin par plusieurs auteurs qui se sont contenté de
l'énoncer.

Le diaphragme, avons-nous avancé plus haut, n'est
pas entièrement connu quant à son mode de développement. Il semblerait cependant, au premier abord, que
cette question est facile à déterminer. Il n'en est rien.
Consultons les embryologistes à ce sujet.

Quelques-uns passent ce muscle entièrement sous
silence.

Baër signale des difficultés très-grandes dans son étude.
Koelliker, malgré de nombreux efforts, renonce à décrire
d'une façon convenable son développement; il se contente

de faire remarquer que pour lui, le seul phénomène certain et qu'il est donné de constater d'assez bonne heure,
c'est la formation du diaphragme par deux moitiés qui
partant des os de la poitrine, à la formation desquels chacune est intimement liée, se portent en dedans l'une vers
l'autre, et finissent par se souder.

Mais on ne saisit là aucun enseignement nouveau, puisque trente années plus tôt M. Serres émettait hardiment
cette dernière opinion. Citons ses propres paroles :

« En résumé, dit-il, la dualité osseuse n'offre pas une
seule exception. *Il en est de même de la dualité musculaire... qui n'a jamais été niée* pour les muscles du tronc...
Mais la dualité l'a été pour les muscles destinés à former
certaines ouvertures du corps ; elle l'a été pour ceux de
la luette et du *diaphragme* ; elle l'a été particulièrement
pour les muscles entrant dans la composition des organes
de la vie végétative ; c'est-à-dire que la dualité musculaire incontestée pour sa partie périphérique, a paru douteuse dans ses parties centrales, sur lesquelles néanmoins
elle est *primitivement très-prononcée.* Ainsi la luette a
ses deux muscles ; il y a d'abord un demi-diaphragme à
gauche et un autre demi à droite..... L'ouverture de la
bouche, celle de l'anus, celle du vagin, celles du *diaphragme* résultent toutes de l'assemblage de muscles pairs
et égaux dont une moitié forme un des côtés de l'ouverture, et la seconde moitié constitue le côté opposé.

« Os, muscles, nerfs, axe cérébro-spinal..... tout ce qui
provient de la lame externe des sacs germinateurs est donc
rigoureusement assujetti à la loi *centripète* des développements et à la loi de symétrie qui en est la conséquence.

« En est-il de même des organes provenant du feuillet
vasculaire ?..... Or, cela est. »

Pour corroborer, s'il était possible, une opinion aussi

grande et aussi nettement formulée, on pourrait ajouter ce que disait Breschet, cité par I. G. Saint-Hilaire :

« Le développement des organes est centripète..... Le diaphragme est formé primitivement de deux muscles latéraux ou de deux portions distinctes qui peuvent quelquefois rester séparées plus longtemps que ne le veulent les lois de l'évolution normale. Alors les viscères abdominaux peuvent passer dans le thorax, ce que j'ai rencontré plusieurs fois, ou bien les viscères thoraciques s'engager dans cet hiatus, et arriver ainsi dans l'abdomen.»

I. G. Saint-Hilaire, citant ces paroles de Breschet, fait remarquer que telle était l'explication donnée par Bobilier lui-même au fait qu'il a rapporté, que telle était aussi la théorie et l'explication qu'il adoptait.

Il faut croire cependant que les faits ne sont pas aussi clairs que le veulent Breschet, M. Serres, I. G. Saint-Hilaire, puisque Kœlliker ne semble les admettre qu'avec restriction, puisque les centrifuges avaient bien, eux aussi, des motifs de croire le contraire; puisqu'enfin M. Campana, dans son article du *Nouveau Dictionnaire encyclopédique*, dit en propres termes : « L'histoire du développement du diaphragme est entièrement à découvrir.»

Néanmoins, en face d'opinions si contradictoires, nous avons pensé qu'il pouvait être de quelque intérêt et peut-être de quelque profit, de jeter un coup d'œil rétrospectif sur les diverses observations de hernie congénitale que la science possède.

Puisque ces hernies auraient pour caractéristique un arrêt de développement du diaphragme, on devrait par leur étude comparative saisir, pour ainsi dire, la nature sur le fait, arrêtée dans son évolution à une période plus ou moins avancée de la formation du diaphragme. C'était un moyen détourné de remonter à l'his-

toire de son développement. C'est ce que nous avons essayé de faire.

Or quel ne fut pas notre étonnement de voir toutes les
hernies par le diaphragme avoir lieu du côté droit ou du
côté gauche, *pas une sur le milieu du muscle!* Nous met-
tons hors de cause, bien entendu, celles peu nombreuses
d'ailleurs qui se sont effectuées par l'espace triangulaire
post-xiphoïdien, espace, dont l'existence normale ne saurait être considérée comme un arrêt de développement; et
les hernies qui se font par cet espace rentrent, de toute
évidence, dans le cadre des hernies ordinaires.

D'un autre côté, comment comprendre une hernie se
faisant dans le thorax sur l'axe antéro-postérieur du diaphragme? Une telle hernie ne devrait-elle pas pénétrer dans
le péricarde ou dans les médiastins, et non pas dans le
thorax ? Les auteurs de la théorie centripète ont cru
trop vite à sa justification par les faits tératologiques. Et
s'il est vrai qu'on ait rencontré une fissure du diaphragme
sur la ligne médiane, cette fissure aurait donné lieu, selon I. G. Saint-Hilaire, à une ectopie du cœur dans la
cavité abdominale, ectopie à laquelle M. Mehliss ne croit
pas. Voilà ce que dit l'observation.

On arrive donc, par l'examen des faits, à la négation
de la théorie du développement centripète, au moins pour
le diaphragme. Remarquons que d'autres observateurs,
partisans d'ailleurs de la théorie de M. Serres (Richard,
Bowditch) étaient arrivés au même résultat, puisque ces
auteurs ne discutent que sur un point, celui de la fréquence de la hernie du côté droit ou du côté gauche,
question secondaire ici, et qui suppose la première complétement résolue. Mais ils n'ont pas poussé plus loin.
Or, il nous semble qu'on pourrait le faire sans danger.

Nous avons cru qu'en prenant comparativement ies cas

extrêmes et les cas intermédiaires d'arrêt de développement du diaphragme dans les hernies congénitales, c'était prendre la nature dans les diverses phases du développement du muscle. C'est ainsi que toutes ces hernies ayant lieu dans la portion postérieure de chaque moitié du diaphragme, il ressort pour nous ce fait primordial, que cette portion postérieure du muscle est probablement la dernière à se développer; et comme corollaires, que, pour prendre des exemples, le cas de M. Dumont-pallier doit remonter par son origine à une époque bien plus éloignée dans la vie embryonnaire que le nôtre, et celui de M. Schrant à une époque peut-être encore plus reculée.

Comme on le voit, nous étions ramenés insensiblement à la théorie du développement centrifuge.

Justement effrayé d'un tel résultat, et bien que nous voyions M. Cruveilhier affirmer hautement qu'on ne lui a pas démontré anatomiquement la formation de deux demi-diaphragmes venant se sonder plus tard, nous ne pouvions nous en tenir là.

Il nous vint à l'idée de consulter à ce sujet M. Gerbe, du Collége de France, dont la science égale l'obligeance et la modestie. Et après l'exposition des faits relatés plus haut, quelle ne fut pas notre surprise quand il nous dit : « Cela est, cela doit être, et je ne comprendrais pas qu'il en fût autrement. Le diaphragme ne manque jamais sur le milieu; il ne le peut pas, et s'il vient à manquer, c'est toujours sur le côté. Sans doute, le premier mode, le premier état du diaphragme est inconnu, nous dit-il; mais qu'importe? Formé primitivement d'une substance glutineuse, répandue autour des conduits qui le traversent, il s'étale ensuite de chaque côté en demi-éventail triangulaire, dont le sommet est placé au pilier correspondant, dont la base tournée en avant se développe progressivement à partir du sternum jusqu'à la dernière côte et la paroi abdomino-thoracique qu'il ferme lorsqu'il achève son développement. En effet, il existe primitivement une grande cavité pleuro-péritonéale, que le diaphragme doit plus tard séparer en deux cavités distinctes. Ce dernier, couché en avant des lobes pulmonaires qui le dépassent en bas, recouvre de plus en plus ces lobes à mesure, pour ainsi dire, qu'il se déploie pour fermer son croissant. Ce croissant, à son tour, finit par les déborder au moment où près de s'effacer, il va cloisonner la cavité pleuro-péritonéale. Qu'une cause quelconque arrête à un moment donné le développement centrifuge du muscle, une maladie vasculaire, par exemple, le cloisonnement s'arrête aussi et ne s'achève pas; alors persiste un état qui n'était que transitoire, mais normal chez le fœtus.

On conçoit même, dit M. Gerbe, que cet arrêt de développement frappe à la fois les deux côtés, sous l'influence de la même cause. On conçoit encore que le cloisonnement s'achève sans tissu musculaire : alors existerait une cloison complète cellulo-séreuse, mais avec un point faible qui, aux premières inspirations, ne saurait lutter contre la pression des viscères abdominaux. Telle est aussi la manière dont il comprend les points faibles; il n'en conçoit pas d'autre, à part peut-être le cas des hernies par éraillement musculaire. On pourrait en faire une application parfaite au cas de M. Boulland.

Nous ne ferons suivre ces paroles d'aucun commentaire; le lecteur jugera.

§ II.

*Mécanisme.* — Passons au *mécanisme,* c'est-à-dire à la manière dont les intestins pénètrent, ou, si l'on aime mieux, pour ne rien préjuger, comment ils se trouvent dans la cavité thoracique.

« La solution de continuité congénitale du diaphragme, dit M. Cruveilhier, toujours accompagnée de hernie diaphragmatique, est probablement la conséquence de la présence des viscères abdominaux dans la cavité thoracique, et non la cause du déplacement de ces viscères. » M. Fauconneau-Dufresne et quelques auteurs qu'il est inutile de citer, croient également à ce mécanisme.

Qu'y a-t-il de vrai dans cette opinion? Les recherches modernes paraissent démontrer le contraire; les viscères abdominaux se développent dans leur cavité même, et si on les rencontre, dans le cas d'ouverture congénitale du diaphragme, situés dans le thorax, c'est que, à la faveur de cette ouverture d'une part, et grâce à la flexion toujours croissante du fœtus à mesure qu'il grandit, d'autre part, ces viscères s'engagent par cette ouverture et pénètrent ainsi, *in utero*, dans le thorax (Gerbe), et si ces viscères contractent des adhérences avec la plèvre (Fœrster), ces adhérences ne sauraient être regardées comme la cause forcée de la présence de ces viscères dans la poitrine, puisqu'elles seraient d'abord rares et ensuite toujours consécutives.

Quant aux hernies congénitales avec sac, comme serait celle de M. Boulland, ce dernier auteur nous a indiqué admirablement son mécanisme probable, et il ajoute : «Il est probable que cette espèce de sac herniaire, qui a dû se produire insensiblement, aurait envahi toute la cavité gauche de la poitrine et refoulé devant elle tout le poumon gauche, si l'enfant avait vécu plus longtemps; car alors l'antagonisme du diaphragme et des muscles abdominaux n'existant plus, et l'aponévrose, ainsi que les fibres musculaires du diaphragme étant absentes dans cette partie, les deux séreuses ainsi accolées ne pouvaient plus contrebalancer les efforts de contraction de la paroi abdominale, d'où il est résulté que les organes que nous avons énumérés ont été poussés insensiblement dans cette cavité accidentelle.»

Tel est le mécanisme auquel, nous l'avons vu, souscrit parfaitement M. Gerbe.

Il est même rationnel de penser que plusieurs cas de hernie diaphragmatique dont nous n'avons que des observations tronquées et par conséquent mauvaises, obéissant à ce mécanisme, ont mis un certain temps à se produire, et permis ainsi à ceux qui en étaient porteurs, de vivre un temps plus ou moins long, ce qui ne saurait avoir lieu dans les hernies sans sac, où la hernie est toujours rapidement constituée.

Il serait donc possible de trouver ici un point de contact entre les hernies congénitales avec sac et les hernies ordinaires du pli de l'aine, par exemple, et ce point de contact, nous ne serions pas éloigné de le formuler par la dénomination de hernies *virtuellement congénitales*, faisant entendre par là qu'un point plus ou moins faible du diaphragme peut exister congénitalement d'après les idées que nous avons exposées plus haut, lequel point, selon sa résistance plus ou moins grande, céderait plus ou moins facilement devant la pression des viscères abdominaux.

Nous voilà conduit insensiblement à la hernie par *éventration* dont on peut, dès à présent, parfaitement saisir et l'origine et le mécanisme.

Quant à la hernie par *éraillement*, sans nous occuper de la hernie graisseuse, sur laquelle on a tant discuté, et qui appartient à un âge avancé, nous dirons que le nom-

bre de faits connus est trop faible pour en discuter le mécanisme.

### ARTICLE II. — Symptomatologie.

Le champ n'est pas vaste ici à parcourir. On compte en
effet les observations où les phénomènes aient été, nous
ne dirons pas décrits, mais plus ou moins indiqués. C'est
le plus souvent, par hasard, par surprise, à l'autopsie que
les hernies congénitales ont été rencontrées, nous sommes donc réduit, nous aussi, à une indication som-
maire.

Les phénomènes sont *locaux* ou *généraux*.

### § I<sup>er</sup>.

Les phénomènes locaux sont eux-mêmes de plusieurs
ordres, selon que l'on considère le thorax ou l'abdomen.

1<sup>re</sup> division. THORAX. — On est édifié sur les déformations générales ou partielles du thorax qui ont été
notées dans quelques cas (Boulland, etc.). Nous renvoyons
au chapitre de l'anatomie pathologique.

A. *Poumons.* — C'est du côté des poumons qu'on a
trouvé les signes les plus nombreux et les plus importants.

a. *Dyspnée.* — Elle est habituelle, progressive
(M. Millard). Quelquefois elle est très-considérable, et les
ailes du nez se dilatent fortement (M. Boulland). Elle res-

semble beaucoup à l'asthme et se montre souvent sous forme d'accès de suffocation, de paroxysmes (M. Hillier).

Elle serait plus laborieuse la nuit que le jour, parce que, dans la position horizontale, les viscères abdominaux qui ont envahi le thorax presseraient plus sur les poumons que dans la position verticale (M. Auzeill y).

Quelquefois elle augmenterait lorsque les malades se couchent sur le côté sain, comme cela a lieu dans beaucoup de pleurésies (M. Hillier).

Enfin, et c'est un phénomène indiqué par M. Bowditch et certains auteurs anglais, français et allemands, cette dyspnée serait calmée dans quelques cas par la réplétion de l'estomac; parce qu'alors, disent ces auteurs, l'estomac ainsi chargé retombe dans l'abdomen! M. Olivet aurait noté seize fois cette particularité dans dix-neuf cas, et cet observateur aurait étudié un certain nombre de hernies traumatiques. Dans tous les cas, la présence de l'estomac dans le thorax serait une chose nécessaire.


b. *Toux*. — La toux est fréquente et sèche (M. Hillier); quelquefois elle est difficile (M. Boulland), et les sujets s'enrhument facilement. On a signalé aussi le catarrhe des bronches (M. Widerhœfer).


c. *Douleur*. — Celle-ci pourrait siéger dans des points divers, le plus souvent vers l'appendice xiphoïde.

A côté de cette douleur il faut signaler une sensation particulière de reptation, de travail intérieur (vermiculation, dit Bowditch) dans la poitrine, que l'on devrait rapporter aux contractions lentes et perçues par le malade, des muscles viscéraux qui font partie de la masse herniée !

On voit par là jusqu'où fait aller le besoin d'une symptomatologie.


d. *Auscultation.* — Si Laënnec ne l'a pas démontré, dit M. Bowditch, il a prédit que l'auscultation servirait à reconnaître un pareil vice de conformation, mais les cas de ce genre ont manqué à ce grand médecin français.

L'auscultation a été pratiquée six ou sept fois. M. Boulland n'a rien constaté chez son malade. D'autres (MM. Hillier, Widerhœfer) ont indiqué une absence complète du murmure vésiculaire; quelquefois, à sa place, des borborygmes augmentés par une longue inspiration auraient été entendus.

Cette dernière particularité, qui a été constatée par M. Olivet, dans un cas de hernie traumatique, il est vrai, n'a rien d'inapplicable pour la hernie congénitale.

Il en serait de même de cette autre qui consiste dans l'auscultation du malade avant et après le repas, afin de juger des changements que l'ingestion des aliments peut apporter dans la manifestation des signes stéthoscopiques.

Cette expérience d'ailleurs se rapproche beaucoup de la suivante, que nous trouvons indiquée dans Peters ; elle consiste à donner un lavement copieux au malade, et si le côlon remonte dans le thorax, on perçoit des signes stéthoscopiques différents, et le malade accuse une nouvelle gêne, plus ou moins considérable, de la respiration. M. Bowditch parle encore d'une sorte de tintement métallique, d'un bruit amphorique qu'il aurait observés.

Ce sont probablement là autant de phénomènes physiques gastro-intestinaux qui n'ont rien à voir avec la fonction respiratoire proprement dite.


e. *Percussion.* — Dans quelques cas on a constaté

une matité véritable et complète du côté malade (Hillier).
Dans d'autres, la base du même côté donnait une résonnance un peu exagérée (M. Dubois). Ailleurs le sommet était entièrement mat et résistant sous le doigt qui percutait, tandis qu'à la base du même côté il y avait tympanisme (Widerhœfer). Enfin, M. Boulland parle d'un peu de matité dans tout le côté droit et au sommet gauche, tandis que la base de ce dernier côté (celui de la hernie) donnait une sonorité plus grande que dans l'emphysème.

B. — *Cœur*. — Le cœur est ordinairement plus ou moins déplacé à droite ou à gauche, du côté opposé à celui de la hernie. Dans le cas de Crang, le déplacement était peu considérable; dans celui de M. Dubois, le cœur battait à 1 pouce et demi en dehors du mamelon.

Les caractères des bruits de cœur ne sont pas indiqués.

Dans le cas de M. Millard, les battements étaient tumultueux.

Le pouls serait habituellement petit, tremblotant, fréquent.

Les malades seraient sujets à des syncopes (Percy). Mais la teinte livide (Hillier), la cyanose comme dans les cas de persistance du trou de Botal, devenant de plus en plus prononcée (Millard), et revenant par accès répétés (Widerhœfer), serait le phénomène cardiaque le plus constant et le premier manifeste (Auzelly).

C. *Diaphragme*. — C'est plutôt à la rupture du diaphragme, aux lésions traumatiques de ce muscle que les auteurs ont donné comme signe caractéristique le

rire sardonique, ce rire qui faisait reconnaître à Percy
sur le champ de bataille les blessures du diaphragme.
Dans aucune observation de hernie congénitale ce fait
n'a été noté.

Faut-il rapporter au muscle lui-même plus ou moins
tiraillé ou pressé à son ouverture, cette douleur dont
nous avons parlé et qui siégerait souvent à l'épigastre?

2<sup>e</sup> division. ABDOMEN.

1° *Déformation*. — Celle qui est le plus souvent notée
et qu'il était *a priori* facile de prévoir, consiste dans une
excavation de l'abdomen, un affaissement de la paroi antérieure sur la colonne vertébrale (Schoeller). M. Boulland
fait voir le ventre remontant derrière la base du thorax,
au niveau de l'épigastre. Dans certains cas cependant,
on ne signale aucune modification extérieure appréciable.
Dans d'autres enfin, sans qu'il en soit donné une raison
péremptoire, le ventre est décrit distendu (Bowditch).

M. Mehliss affirme que, d'ailleurs, les organes qui res-
tent dans l'abdomen, en particulier le foie, quand les autres ont passé dans la poitrine, s'hypertrophient, se dilatent et remplissent le ventre. C'est là une opinion que
nous ne ferons qu'indiquer n'ayant pas d'éléments suffisants pour la discuter, afin que si l'occasion s'en présente,
on puisse la vérifier.

2° *Organes digestifs*.— a. *Œsophage*.—On ne voit dans
les observations et les auteurs qu'un petit nombre de
signes qui se rapportent à cet organe. Il est facile de
prévoir qu'il peut y avoir dysphagie, mais aucun cas ne
le démontre clairement.

b. *Estomac*. — Ici les phénomènes sont assez nombreux; ce sont :

Une dyspepsie très-prononcée;

Des indigestions faciles;

Des nausées fréquentes;

Des étouffements, ayant leur point de départ à l'épigastre après le repas, et tenant très-probablement à la répiétion de l'organe, à sa distension et à son retentissement sur les poumons;

Des vomissements quelquefois très-nombreux, quelquefois de la diarrhée (Boilland);

Enfin, et surtout dans les derniers temps de la vie, un phénomène dont nous ne trouvons pas l'indication en France, mais seulement en Angleterre et en Amérique; nous voulons parler d'une *soif très-grande*.

Nous ne chercherons pas à nous rendre compte de tous ces phénomènes : il est trop évident que l'estomac étant le plus souvent mis en jeu dans ces circonstances, sur lui doivent porter les principaux troubles.

Et hâtons-nous d'ajouter que ces divers phénomènes relatés dans les auteurs ont été trouvés bien plus dans les cas de hernies traumatiques que dans d'autres.

c. *Intestins, foie, etc.* — Enfin notons, plutôt encore comme phénomènes possibles que comme phénomènes observés, des coliques, des alternatives de diarrhée et de constipation, ou une constipation opiniâtre; des tiraillements attribués au côlon; des débordements de bile et la formation de calculs dans la vésicule (Lambron), conséquemment des coliques hépatiques, phénomènes dont il est facile de deviner la cause.

Quoi qu'il en soit, il sera toujours de la plus haute importance de pratiquer avec soin la palpation, la percussion et l'auscultation, afin de délimiter autant que possible la position et la forme de chaque organe.

### § II. *Phénomènes généraux.*

On a noté des convulsions (Vic d'Azyr, Hillier) et un amaigrissement progressif.

### ARTICLE III. — COMPLICATIONS.

Dans les hernies traumatiques du diaphragme, l'étranglement est signalé un certain nombre de fois ; mais nous ne connaissons aucun fait de hernie congénitale où cette complication, non plus qu'aucune autre, ait été signalée.

### ARTICLE IV. — MARCHE.

La marche est ordinairement régulière; les malades s'habitueraient lentement à ce vice de conformation (Kirschbaüm). D'autres subissent un amaigrissement progressif (Hillier). Quelquefois la marche est irrégulière (Boulland). On verrait des malades qu'un repas soulage (J.-L. Petit, Olivet); d'autres enfin, dont les repas augmentent les souffrances.

L'anxiété fait chaque jour des progrès.

On aurait vu une certaine intermittence des accidents (Auzelly, A. Cooper).

### ARTICLE V. — DURÉE.

Ici devraient se placer les chiffres les plus extrêmes, puisque les cas de Bérard, de Goblet, etc., ont été considérés comme congénitaux. Mais il est inutile d'y revenir.

Disons avec Fœrster que ces malades vivent ordinairement peu de temps ou n'atteignent jamais un âge avancé.

Le plus grand nombre meurent en naissant, après avoir fait pendant quelques minutes des essais de respiration (Cruveilhier, Dubois, Crang, Chaussier, Briesky, etc.). D'autres ont vécu une demi-heure (Schoeller); d'autres deux jours (Parise), quatre jours (Millard), quinze jours (Widerhœfer), trois mois (Hillier), quatre mois (Boulland). Celui de M. Guesnard a vécu cinq ans; mais c'était une hépatocèle : le foie à nu par sa face supérieure dans la poitrine, servait d'obturateur au diaphragme. Remarquons d'ailleurs que les cas de hernie avec sac (Widerhœfer, Boulland) sont ceux qui ont fourni la plus longue carrière.

Si l'hépatocèle était toujours congénitale comme le veut M. Lambron, on aurait des chiffres beaucoup plus élevés. Le cas qu'il rapporte daterait de 77 ans !

## ARTICLE VI. — Terminaisons.

La hernie congénitale par le diaphragme, conduit presque fatalement à la mort, soit par faiblesse, lenteur et dépérissement progressifs, soit plus souvent par impossibilité matérielle de la respiration, par asphyxie.

En effet, la plupart des sujets, parfaitement conformés pour vivre toujours s'ils le pouvaient, en parasites, dans le sein de leur mère, aussitôt qu'ils voient le jour et qu'ils sont livrés à leur vie propre, avec des poumons rudimentaires, essayent de respirer, mais souvent bien en vain; s'ils y arrivent, ils respirent d'une façon incomplète, pendant quelques minutes ou quelques heures, et meurent comme les submergés, dit Becker (*sine aquâ potâ*).

Le cœur lui-même n'est pas soustrait à l'influence fâcheuse des organes herniés.

Si la mort n'a pas lieu aussi rapidement, les viscères abdominaux, grâce aux mouvements du thorax dans la respiration, pénètrent de plus en plus dans la poitrine et amènent enfin l'issue fatale. Alors arrivent la dyspnée intense, les hoquets, les grincements de dents, la soif considérable, les vomissements, la constipation, et la rétraction du ventre qui devient dur et tympanique (Bowditch). Quelquefois les convulsions terminent la scène (Vicq d'Azyr).

Enfin, dans un certain nombre de cas on trouve la mort occasionnée par des maladies du poumon, comme la pneumonie lobulaire (Boulland).

## ARTICLE VII. — Diagnostic.

« La situation même de ces hernies, dit Samson, les soustrait à tous nos moyens d'investigation. » On peut s'élever aujourd'hui, avec M. Lambron, contre des paroles aussi exclusives et rayer le mot : *tous*, puisque nous possédons l'auscultation et la percussion.

A notre connaissance, il n'est pas un grand nombre de hernies qui aient été diagnostiquées; on cite pourtant celle de Lawrence, qui était traumatique. Quant à la hernie congénitale, son diagnostic, dit M. Bowditch, doit être facile à l'aide de l'auscultation, mais il faut, au préalable, songer à la maladie en question. Ce qui équivaut à dire que, tant à cause de sa rareté qu'à cause de l'obscurité et de l'incertitude de ses signes, cette affection est difficile à diagnostiquer : telle était l'opinion de Boyer et de tous les chirurgiens.

C'est ici qu'il pourrait être utile d'employer les deux

signes de M. Olivet, rapportés par M. Auzelly ; ils consistent à faire boire beaucoup ou à donner des lavements copieux, tout en notant les modifications que ces expériences peuvent produire tant dans l'auscultation que dans la percussion.

Bornons-nous à indiquer les maladies avec lesquelles cette affection a été confondue :

1° La *pleurésie aiguë* (Hillier), et cette confusion ne serait pas impossible, puisque M. Cruveilhier dit avoir vu chez les nouveau-nés un grand nombre de pleurésies ou de péritonites non soupçonnées.

2° *La pleurésie chronique* (Bowditch). On aurait, selon cet auteur, un signe différentiel excellent dans la dilatation thoracique qui appartient à la hernie congénitale, tandis qu'il y a rétraction dans la pleurésie chronique.

3° Nous savons qu'il faut en excepter la pleurésie chronique avec *épanchement* et l'*empyème*, où nous trouvons, au contraire, une dilatation de la poitrine, mais où il serait possible de tirer de la percussion et de l'auscultation surtout, des caractères différentiels.

4° Il en serait de même de l'*hydrothorax* (J.-L. Petit).

5° La *péricardite*. Le poumon, en effet, se trouve dans quelques cas en avant du cœur (Lambron, Cruveilhier), d'où un éloignement des bruits qui pourrait en imposer.

6° La *fièvre intermittente* dans le cas où les phénomènes reviennent par accès, ou la *cachexie palustre* (Lambron), s'il arrivait que l'on prenne une hépatocèle pour une splénocèle.

On comprend combien pour s'éclairer il faudrait tenir compte de la position exacte des viscères abdominaux et thoraciques dans tous les cas.

Resterait à savoir si la hernie est de nature traumatique ; nous pencherons vers cette dernière opinion si :

**1866. — Duguet.**

1° Nous trouvons, dans les antécédents, l'indice d'une rupture du diaphragme soit spontanée soit traumatique ;

2° Si enfin le sujet, étant d'un certain âge, n'accuse dans les antécédents aucun des phénomènes que nous avons étudiés et que ces accidents se soient déclarés subitement. Dans ce cas, il sera probable qu'une rupture du diaphragme ancienne et ignorée aura laissé passer à un moment donné les intestins, longtemps après le premier accident.

Enfin la hernie est-elle *spontanée* ou *congénitale ?* ici encore le grand âge et l'apparition spontanée, avec aggravation progressive, des accidents de la hernie diaphragmatique, pourront faire croire soit à une hernie par éraillement, à une hernie graisseuse, ou enfin à une hernie spontanée ordinaire succédant là, comme à l'ombilic et à l'aine, à des efforts répétés ou bien à une pression lente qu'il ne nous est pas donné d'apprécier en ce moment.

## ARTICLE VIII. — Pronostic.

La gravité de la hernie congénitale par le diaphragme est extrême ; son issue est presque toujours et rapidement fatale. Cependant cette gravité peut être modifiée, selon la nature des viscères engagés dans le thorax ; c'est ainsi que la hernie constituée seulement par une hépatocèle est moins grave que les autres. S'il fallait même en croire M. Lambron, l'hépatocèle diaphragmatique tendrait de sa nature à la guérison : mais cet observateur avait principalement en vue l'hépatocèle renfermée dans une poche, car on comprendrait difficilement cette tendance à la guérison lorsqu'une portion du septum transverse fait défaut d'une façon absolue.

Ce qu'il est facile de concevoir dans ce dernier cas, c'est

un état stationnaire ; et il suffit de jeter les yeux sur une belle pièce du musée Dupuytren (Guesnard, n° 144) pour s'en faire une idée. Sur cette petite fille de 5 ans, en effet, on voit une grande partie de la moitié droite du diaphragme manquer, en arrière et en dehors ; la portion restante du muscle forme un croissant, et l'ouverture, qui n'a point de sac, est obturée complétement par la surface convexe du foie. Cette disposition équivaut presque à une cavité thoracique isolée de l'abdomen. Cette pièce fait encore comprendre comment une rupture même considérable du diaphragme peut exister et se cicatriser isolément, sans que l'interposition entre ses lèvres des intestins ou de l'épiploon soit nécessaire.

Mais c'est là, il faut bien en convenir, un fait exceptionnel dans la hernie congénitale par le diaphragme, et il est reconnu que les malades qui survivent à un tel vice de conformation, traînent une vie plus ou moins misérable (Bowditch, Mehliss), sont sujets à des infirmités nombreuses et quelquefois pires que la mort (Percy).

La gravité du pronostic de la hernie congénitale dérive en général de l'état rudimentaire des poumons. Il y a même une difficulté qui peut surgir en face d'un enfant parfaitement constitué au moment de la naissance, et qui vient, dans un laps de temps qui peut être très-court, à succomber par asphyxie. Il est des circonstances où la question médico-légale doit être posée et l'autopsie seule peut la résoudre en révélant la non-viabilité du fœtus par manque plus ou moins absolu d'organes respiratoires. C'est précisément ce qui eut lieu dans le cas que nous rapportons, et l'on y voit que l'examen direct des poumons a suffi pour lever tous les doutes.

## ARTICLE IX. — Traitement.

Le traitement, comme l'affection elle-même, n'est ni médical ni chirurgical. Comment remédier à un tel déplacement d'organes, et surtout à un tel vice de conformation, en supposant même qu'on arrive jamais à le diagnostiquer sûrement ? Trouvera-t-on dans la médecine autre chose que des palliatifs, et des soins purement hygiéniques ? Enfin viendrait-il à l'idée d'un chirurgien de vouloir porter le couteau sur le diaphragme ?

Nous laisserons à M. Bowditch sa foi sans limite dans les progrès de la chirurgie moderne.

C'est une douce illusion que peut nourrir un homme du nouveau monde ; et nous dirons avec M. Fauconneau-Dufresne, que l'étude que nous venons de faire est utile à la pratique du médecin. Car s'il doit souvent agir, il doit aussi savoir ne rien faire et pourquoi.

---

### OBSERVATION.

Enfant né à terme, bien conformé extérieurement ; mort rapide par asphyxie. A l'autopsie, la cavité thoracique droite renferme une partie du foie et les intestins : ces organes ont franchi le diaphragme ; les deux poumons sont à l'état rudimentaire.

E. D....., âgée de 22 ans, non mariée, de santé excellente, déjà mère d'un enfant qui vécut peu de temps, traversa sans accidents les diverses périodes d'une seconde grossesse, et vint accoucher à la Maternité de Reims, le 6 février 1860.

Le travail n'offrit rien de particulier ; mais l'enfant, du sexe masculin, d'une belle venue en apparence, sans vice de conformation extérieure, fut trouvé la face violacée ; il criait un peu et semblait éprouver de la difficulté à respirer. La maîtresse sage-femme crut à une gêne passagère de l'hématose, comme il s'en produit quelquefois au moment où l'enfant passe de la vie fœtale à sa vie propre, et laissa saigner le cordon pendant quelque temps. L'enfant fut posé dans un berceau, ayant la face un peu moins congestionnée.

Mais, à peine un quart d'heure s'était-il écoulé que, au rapport de l'infirmière, à la garde de laquelle l'enfant avait été confié, il jeta quelques cris, parut étouffer, devint bleu, livide, et mourut dans cet état.

Malgré ce qui s'était passé sous ses yeux, au moment de la naissance, la sage-femme crut sérieusement qu'une mort aussi prompte ne pouvait être due qu'à une imprudence de la part de l'infirmière.

La mère se portait bien.

*Autopsie deux jours après la mort.*

L'enfant est parfaitement bien conformé à l'extérieur, et il a toutes les apparences d'un fœtus à terme. On remarque que le ventre est un peu plat, et le côté droit de la poitrine un peu plus large que le côté gauche. Le cordon est flétri ; du méconium sort de l'anus.

Abdomen. — A l'ouverture du ventre, on trouve cette cavité presque vide, et les organes qu'elle renferme encore sont singulièrement disposés. (Voy. pl. i.)

*Cordon* (15). Il paraît bien conformé ; il se dissocie bientôt en ses quatre éléments : les artères ombilicales, l'ouraque qui se rend à la vessie sous la forme d'un cordon plein, et enfin la veine ombilicale qui gagne la face inférieure du foie.

*Foie* (7). Celui-ci, au premier abord, paraît transposé ; il semble que son gros lobe soit à gauche et son petit lobe à droite ; et, en effet, la veine ombilicale se rend dans un sillon antéro-postérieur situé environ à l'union du quart du foie avec les trois quarts du même organe, plus près de la petite extrémité qui ne touche pas les fausses côtes droites que de la grosse qui touche les fausses côtes gauches. On ne remarque de vésicule biliaire ni sur la petite, ni sur la grosse portion du foie. Son bord antérieur est mousse, un peu échancré au niveau de la veine ombilicale ; la face supérieure au même niveau présente la faux du foie, par laquelle il est retenu à la face inférieure du diaphragme ; à la face inférieure, la veine ombilicale conduit jusqu'au hile du foie, sur le repli gastro-hépatique du péritoine, en arrière duquel on aperçoit le lobe de Spigel. En arrière et à gauche, le foie n'offre rien de particulier mais, en arrière et à droite, le ligament coronaire n'existe qu'à l'état de vestige et sur le milieu pour retenir le lobe droit; mais celui-ci est retenu par une lame résistante qui paraît formée par un prolongement de sa capsule propre, et qui se continue à la faveur d'un orifice ovalaire assez large du diaphragme, jusque dans la cavité thoracique droite.

D'ailleurs, par la même ouverture, en arrière et un peu à droite du foie, on voit passer également dans la poitrine la moitié droite du duodénum ; à côté de ce dernier, un paquet dans lequel on reconnaît le mésentère et ses vaisseaux ; de plus, en dehors, un organe qu'on reconnaît facilement comme étant le gros intestin, qui paraît sortir de la poitrine.

*Estomac* (9). Il fait suite à l'œsophage, la rate repose sur sa grosse courbure, mais il est par son milieu à cheval sur la colonne vertébrale. Sa petite courbure embrasse le petit lobe de Spigel, et se trouve reliée au foie comme à la rate par un double repli péritonéal. La grande courbure donne naissance à un tablier peu étendu et qui remonte de suite dans le thorax.

*Duodénum.* L'estomac fait suite au duodénum, qui a la forme d'une S aplatie, et dont la première moitié seulement se retrouve dans la cavité abdominale.

*Pancréas.* Cette glande est, comme l'estomac, à cheval sur la colonne vertébrale.

*Gros intestin* (16). Le gros intestin, pris à sa sortie du thorax, se dirige en bas dans le flanc droit où il fait à peine quelques sinuosités au niveau de la fosse iliaque de ce côté ; il y a là une sorte d'S iliaque, et bientôt il se termine par le rectum. La partie contenue dans l'abdomen représente visiblement une faible portion du côlon transverse et tout le côlon descendant. Le mésocôlon qui les retient a une grande laxité.

*Organes génito-urinaires.* Ils n'offrent rien d'anormal : les reins, situés à leur place ordinaire, sont surmontés de leurs capsules ; les uretères se rendent comme d'ordinaire à la vessie ; les testicules, hors du trajet inguinal, sont à moitié descendus dans les bourses.

Il manque par conséquent dans l'abdomen une portion du foie

avec la vésicule, une portion du duodénum, tout l'intestin grêle et la moitié environ du gros intestin.

THORAX. — 1º *Cavité droite*. A l'ouverture du côté droit du thorax, on n'aperçoit point le poumon ; le tiers inférieur et interne de la cavité est rempli par une masse rouge qu'on reconnaît de suite comme étant une portion du foie ; celle-ci supporte la vésicule dont on aperçoit le fond. Le reste de la poitrine est occupé par des anses intestinales nombreuses, les unes rosées, les autres verdâtres. En soulevant cette masse à la partie interne, on aperçoit une petite lame rouge qui représente le poumon.

*Foie* (13 bis). Le foie, qu'on peut appeler lobe thoracique ou sus-diaphragmatique, par rapport au reste de l'organe hépatique qui formera le lobe abdominal ou sous-diaphragmatique, remonte environ à la moitié dé la hauteur de la cavité thoracique ; sa forme est plus ou moins celle d'une pyramide triangulaire ; sa base, presque plane, repose sur le diaphragme ; son sommet mousse est recouvert par les circonvolutions intestinales ; sa face antérieure convexe est en rapport avec la paroi thoracique antérieure ; sa face interne, moins étendue, verticale, appuie contre les médiastins et la racine du poumon ; sa face postérieure, plane, en rapport avec le paquet intestinal, présente vers sa partie moyenne la vésicule biliaire remplie de liquide et dirigée obliquement en bas et à gauche par sa petite extrémité, ce qui permet à son canal d'atteindre celui du foie. Le fond de la vésicule déborde le foie (13).

A l'union de cette face avec la base, on trouve une sorte de pont qui relie l'un à l'autre le lobe thoracique et le lobe abdominal. Ce pont correspond au niveau du sillon transverse ; il est composé de substance hépatique, d'une épaisseur de 4 à 5 millimètres, contenue entre les lames de la capsule de Glisson ; à l'aide de ce pont, on passe sans transition en arrière, du lobe thoracique au lobe abdominal ; mais, en haut et en avant, il semble qu'une section profonde ait opéré la séparation de ces deux lobes qui sont à l'aide de ce pont à cheval sur le diaphragme.

*Intestin grêle* (11). L'intestin grêle est tout entier ramassé dans la cavité pectorale, du sommet à la base, entre le gros intestin placé en avant et en dehors d'une part, le foie et le noyau pulmonaire d'autre part. Il est rosé comme l'estomac et le duodénum, dans la plus grande partie de son étendue ; il devient brun-verdâtre dans les circonvolutions qui avoisinent le cæcum où elles se rendent.

*Gros intestin* (12). Le cæcum est court, supportant un appendice vermiforme très-net, et il n'est séparé du sommet de la cavité thoracique que par deux circonvolutions d'intestin grêle. Au cæcum fait suite en avant et en dehors le gros intestin qui représente le côlon ascendant, et plus loin le côlon transverse. Les sinuosités de cet intestin sont peu nombreuses ; il est rempli depuis le cæcum jusqu'à l'anus d'un méconium brun-verdâtre.

Le péritoine et la plèvre communiquent largement, faisant suite en arrière l'un à l'autre. On verra plus loin ce qui a lieu en avant sur le diaphragme. Le mésentère forme un faisceau plus ou moins ramassé contenant les vaisseaux habituels, et va de la colonne lombaire, à travers le diaphragme, jusque dans le thorax ; il est, comme les intestins qui lui sont appendus, entièrement réductible.

*Poumon* (2). Le poumon droit est réduit à une petite lame d'un rouge peu intense, molle, mais non crépitante, de 1 à 3 millimètres d'épaisseur, de 1 à 2 centimètres de longueur sur 1 et demi de largeur : son bord antérieur est un peu découpé, mais on ne saurait y voir trois lobes distincts.

2º *Cavité gauche.* La cavité gauche renferme un poumon peu développé, caché en grande partie en haut par le thymus, et en bas par le cœur ; ces deux derniers organes, en effet, sont refoulés dans la cavité thoracique gauche, et chacun de ces trois organes occupe à peu près le tiers de cette cavité.

*Poumon* (6). Le poumon gauche est comme retiré en arrière ; on lui distingue deux lobes ; ses bords sont rosés, et le reste de son parenchyme est rouge-brun ; son volume paraît trois fois environ plus considérable que celui du poumon droit.

En essayant la docimasie par l'eau, on trouve que les différentes parcelles des deux poumons tombent au fond du vase, mais très-lentement ; toutefois, celles du bord antérieur tombent plus lentement encore que celles du centre.

La trachée est à l'état normal, les bronches rudimentaires.

*Thymus* (1). Le thymus ne présente rien d'anormal.

*Cœur* (3, 4, 5). Celui-ci est renfermé dans le péricarde ; ses cavités sont distinctes, et il ne présente rien dans sa structure ni dans la naissance de ses vaisseaux qui mérite d'arrêter l'attention.

L'aorte, accompagnée de l'œsophage, chemine dans le médiastin postérieur et se rend comme d'habitude dans l'abdomen. Les branches qu'elle fournit dans son parcours n'ont rien de particulier. Il en est de même des principales veines ; il faut noter que ces dernières renferment beaucoup de sang noir.

Diaphragme.—Le diaphragme, à première vue, semble un peu (14) modifié dans sa forme et dans sa courbure ; il est moins bombé du côté droit que du côté gauche, et sa direction générale est à peu près transversale.

La convexité du côté gauche correspond à la convexité du foie de ce côté sur lequel le diaphragme se moule. La direction à peu près plane de la moitié droite correspond en haut au lobe thoracique, en bas au lobe abdominal du foie. Au niveau de la continuation des deux lobes, le diaphragme revêt la forme d'une *faulx* ou d'un *croissant* sur lequel est à cheval le pont qui conduit d'un lobe à l'autre.

Les insertions du diaphragme sont normales à gauche et à droite ; mais, de ce dernier côté, entre l'insertion à la dernière côte et l'insertion à l'apophyse transverse de la première lombaire, existe une *ouverture ovale* formée en arrière par la paroi abdominale postérieure qui se continue sans ligne de démarcation avec la paroi thoracique correspondante, et en avant par le croissant du diaphragme. Dans cette ouverture passent : le gros intestin, le mésentère, le duodénum et le pont hépatique.

En examinant avec soin la disposition des fibres du diaphragme dans toute son étendue, on voit que les piliers, le centre aponévrotique avec ses trois folioles, et toutes les fibres charnues qui s'y rendent, ont une disposition normale ; ces dernières présentent en arrière de l'appendice xiphoïde l'ouverture triangulaire qui mène du thorax dans l'abdomen. (Voy. pl. II.)

Mais, tandis que partout les fibres musculaires vont en rayonnant se porter perpendiculairement de la périphérie de la cage thoracique sur les folioles aponévrotiques, en arrière et à droite ces fibres n'existent pas, dans tout l'espace compris entre l'apophyse transverse de la première vertèbre lombaire et l'extrémité de la dernière côte. D'où il résulte que la faulx du diaphragme est constituée latéralement par ces fibres charnues, et au centre par des fibres aponévrotiques du foliole droit, lesquelles fibres, nacrées, sont comme les fibres charnues qu'elles relient, parallèles entre elles, ce qui constitue un système digastrique. Cette courbure, en croissant, est régulière et paraît avoir empiété légèrement sur l'extrémité du foliole aponévrotique lui-même (7).

Les fibres du diaphragme sont contenues entre la plèvre et le péritoine de chaque côté ; mais, du côté droit, ces deux séreuses viennent se réunir sur le bord tranchant du croissant, d'une façon insensible.

Entre le péritoine diaphragmatique et les fibres propres du muscle, on peut distinguer facilement *deux faisceaux surnuméraires de fibres charnues*.

Le premier, plus considérable, est situé en avant du foliole moyen qu'il voile en grande partie, ainsi que la partie interne du foliole gauche ; sa direction est oblique en arrière et à gauche ; sa forme est celle d'une bandelette aplatie, plus large à l'extrémité gauche qui a environ 1 centimètre et demi qu'à son extrémité droite qui finit un peu brusquement en pointe. Vers la partie moyenne, sa largeur est de 1 centimètre et demi environ ; elle a partout à peine l'épaisseur de 1 demi-millimètre ; sa face inférieure est recouverte par le péritoine dont il est facile de l'isoler ; sa face supérieure repose sur la face inférieure du diaphragme, dont on peut assez facilement la séparer ; son extrémité gauche se termine par des fibres fines et comme tendineuses qui se perdent bientôt sous la séreuse, sans qu'il soit possible de les suivre jusqu'aux côtes ; son extrémité droite semble formée de fibres ramassées, rouges, et entremêlées de fibres nacrées, qui se dirigent vers la huitième côte droite, sans qu'il soit possible de les suivre jusque-là.

Toute la bandelette est composée de fibres charnues très-colorées, en tout semblables à celles de la périphérie du diaphragme et parallèles entre elles (1).

L'autre faisceau revêt la forme d'une petite bandelette de fibres pâles et charnues, parallèles entre elles également, et situées sous le péritoine et au-dessous du foliole droit ; sa direction est un peu oblique en arrière et à droite, mais on ne peut poursuivre ni en avant, ni en arrière les fibres jusqu'aux côtes (6).

Il n'existe point de disposition semblable à la face supérieure.

Les orifices du diaphragme destinés à l'œsophage, à l'aorte et aux nerfs splanchniques, paraissent normaux ; il en est de même de celui de la veine cave qui se jette immédiatement dans le péricarde au-dessus du diaphragme (2, 4, 9, 5).

Les centres nerveux, ainsi que toutes les autres parties du corps, examinés avec soin, n'ont offert aucun vice de conformation.

## Hernies diaphragmatiques du côté droit.

| NOMS des observateurs. | SEXE. | NATURE de la hernie. | DURÉE. | ÉTAT DU DIAPHRAGME. | PARTICULARITÉS. |
|---|---|---|---|---|---|
| Schoëller. | » | Congénitale. | Ayant vécu 1\|2 heure. | Ouvert. du diaphragme en *croissant*. | » |
| Hillier. | Fille. | — | — 4 mois | — | » |
| Guesnard. | » | — | — 5 ans 1\|2. | — | Hépatocèle. |
| Cruveilhier. | » | — | — 3 ans. | — | — |
| Duguet. | Mâle. | — | — 1\|4 d'heure. | — | » |
| Houël et Dupuy. | Mâle. | — | Mort-né. | en *croissant* probable. | Monstre. |
| Baron. | » | .. | Ayant vécu peu d'heures. | — | » |
| Macaulay. | Fille. | — | — 3\|4 d'heure. | — | » |
| Martin St-Ange | » | — | — 15 jours. | — | » |
| Portal. | » | Congénitale. | Ayant vécu peu d'heures | Ouverture du diaphragme : par éraillement simple. | Hépatocèle. |
| Parise. | » | — | — 2 jours. | — | — |
| Lepelletier. | Homme. | Non congénitale. | » | — | Cancer du foie probable. |
| Goblet. | Femme. | — | Malade de la Salpêtrière. | par éraillem. simple post-xyphoïdien. | Déformation du thorax. |
| Goblet. | — | — | Ayant vécu 80 ans. | — graisseux — | » |
| Bérard jeune. | — | — | — très-âgée. | — double — | Avec hernie inguinale. |
| Bérard aîné. | — | — | — 70 ans. | — post-xyphoïdien. | » |
| Bowles. | Homme. | — | — 50 ans. | — simple post-xyphoïdien. | » |
| Lambron. | Femme. | Congénitale? | — 77 ans. | Ouverture par éraillement. | Hépatocèle. |
| Vic d'Azyr. | » | Congénitale. | Ayant vécu peu d'heures | Hernie avec sac. | » |
| Benjumeda. | Homme. | Non congénitale? | — 24 ans. | — | » |
| Rivière. | — | — | 24 ans, ou 44 selon d'aut. | Indication insuffisante. | » |
| Chaussier. | » | Congénitale. | » | — | » |
| Becker. | » | Congénitale? | Ayant vécu 5 ans | Diaphragme non décrit. | » |
| Barth. | Fe me. | Non congénitale? | — 79 ans | Côté non indiqué. | » |

# Hernies diaphragmaiques du côté gauche.

| NOMS des observateurs. | SEXE. | NATURE de la hernie. | DURÉE. | ÉTAT DU DIAPHRAGME. | PARTICULARITÉS. |
|---|---|---|---|---|---|
| Schrant. | » | Congénitale. | » | Ouvert, du diaphragme en *croissant*. | » |
| Stierling. | » | — | » | — | » |
| Briesky. | Fille. | — | Ayant vécu 1 1/4 d'heure. | — | » |
| Dubois. | Mâle. | — | — quelques min. | — | » |
| Dumontpallier. | » | — | » | — | » |
| Destrée. | » | — | Mort-né. | — | Monstre. |
| Clintock. | » | — | Ayant vécu quelques min. | — | » |
| Gerdy. | » | — | » | — | » |
| Chaussier. | » | Congénitale. | Mort-né. | En *croissant* probable. | » |
| Meckel. | Fille. | — | Fœtus de 8 mois. | Pas d'indication. | Monstre. |
| Holt. | » | — | Ayant vécu 2 mois. | En *croissant* probable. | » |
| Millard. | » | — | — 4 jours. | — | » |
| Crang. | Fille. | — | — quelques miu. | Indication insuffisante. | » |
| A. Cooper. | » | — | Fœtus. | — | » |
| A. Cooper. | » | — | — | — | » |
| Macaulay. | » | — | Ayant vécu 2 heures. | — | » |
| Stehélin. | » | — | Fœtus. | — | » |
| Cruveilhier. | » | — | Ayant vécu 4 mois. | — | » |

**Suite des hernies du côté gauche.**

| NOMS des observateurs. | SEXE. | NATURE de la hernie. | DURÉE. | ÉTAT DU DIAPHRAGME. | PARTICULARITÉS. |
|---|---|---|---|---|---|
| J.-L. Petit. | Homme. | Non congénitale. | Ayant vécu 40 ans. | Une ouvert. arrondie, en *boutonnière* | Sur le centre phrénique. |
| Forlivesil | — | — | — 42 ans. | — | — |
| Norris. | — | — | » | — | En arrière, près des vertèbres. |
| Norris. | — | — | — 19 ans. | — | — |
| Fulon | — | — | — 11 ans. | — | Suite d'ulcère de l'estomac. |
| Luschka. | — | — | — 50 ans. | — cartilagin. | Derrière le bord g. du sternum |
| Chauvet. | — | — | » | 4 — | » |
| Cartholin. | — | — | Jeune homme. | Une ouverture en *boutonnière*. | » |
| Loder. | — | — | Ayant vécu 30 ans. | — | Devant l'œsophage. |
| Peacock. | — | — | — 50 ans. | — | Dans le foliole gauche. |
| A. Cooper. | (Sarah Hofmann) | — | 19, ou selon d'aut. 28 ans ! | Avec sac, selon les uns. | Sans sac, selon d'autres ! |
| Copeman. | Femme. | — | Ayant vécu 38 ans. | Ouverture en *boutonnière*. | En avant de l'œsophage. |
| Edwards. | — | — | — 23 ans. | — | — |
| Snow Beck. | — | — | — 24 ans. | — | Description insuffisante. |
| Fothergill. | Fille. | Congénitale? | — 11 ans. ou 10 mois selon d'autres ! | Ouverture post-xiphoïdienne. | — |
| Luys. | Femme. | Non congénitale. | Ayant vécu 79 ans. | Éraillement du diaphragme. | Chez une cancér. de l'estomac |
| Fleury. | Homme. | — | — 59 ans. | — | Description insuffisante. |
| J.-L. Petit. | Homme. | Non congénitale. | » | Éventration. | » |
| Lawrence. | — | — | Ayant vécu 33 ans. | — | Description insuffisante. |
| Boulland. | Mâle. | Congénitale. | — 4 mois. | Éventration vraie. | » |
| Cruveilhier. | Femme. | Non congénitale. | Ayant vécu très-âgée. | Hernie avec sac, ordinaire. | » |
| Jagwitz. | — | — | » | — | Description très-insuffisante. |
| Widerhöfer. | » | Congénitale. | — 15 jours. | — | » |

CONCLUSIONS.

1. Il est essentiel de distinguer dans la hernie diaphragmatique en général, mieux qu'on ne l'a fait jusqu'ici, la hernie d'origine congénitale et la hernie d'origine non congénitale.

2. Leur forme habituelle à toutes deux consiste dans une ouverture au diaphragme, sans sac.

3. Contrairement à la hernie non congénitale, la hernie congénitale est sensiblement aussi fréquente à droite qu'à gauche; et s'il reste encore pour cette dernière une fréquence un peu plus grande à gauche qu'à droite, il faut l'attribuer à la présence du grand cul-de-sac de l'estomac chez le fœtus, et non à la présence du lobe gauche du foie.

4. Contrairement à la hernie non congénitale, la hernie congénitale a un siége fixe dans la partie postérieure de chaque moitié du diaphragme, et son existence sur le milieu du muscle, conformément à l'opinion de certains embryologistes, est formellement démentie par l'examen des faits.

5. L'orifice du diaphragme résulte, dans la hernie congénitale, de l'absence d'une portion du muscle ; dans la hernie non congénitale, d'une ouverture placée au sein même du muscle. D'où, dans le premier cas, la forme du diaphragme en *croissant*, autour de l'ouverture, et dans le second, la forme en *boutonnière*.

6. Cette absence d'une portion du diaphragme tient, selon toute vraisemblance, à un arrêt de développement du muscle.

7. Il serait possible dans quelques cas, en raison de

l'absence habituelle d'autres vices de conformation chez les sujets porteurs d'une hernie diaphragmatique congénitale, que cet orifice résultât d'une aberration de lieu des fibres destinées à le combler normalement.

8. Les organes introduits dans la poitrine sont, par ordre de fréquence : l'estomac et la rate qui le suit presque toujours ; l'intestin grêle, le gros intestin, le foie, l'épiploon ; très-rarement le duodénum, le pancréas et le cæcum. Tous ces organes, sauf le foie, sont ordinairement réductibles.

9. Les symptômes, la marche, le diagnostic de cette affection, sont encore à préciser.

10. La durée est ordinairement très-courte ; le pronostic, de la plus haute gravité ; la terminaison fatale.

11. Dans ce cas, la mort arrive par asphyxie comme dans la submersion, et peut constituer en médecine légale un cas de non-viabilité. Elle reconnaît pour cause l'état rudimentaire des poumons.

12. Enfin il est à craindre que médecine et chirurgie soient à jamais impuissantes pour remédier à un tel vice de conformation.

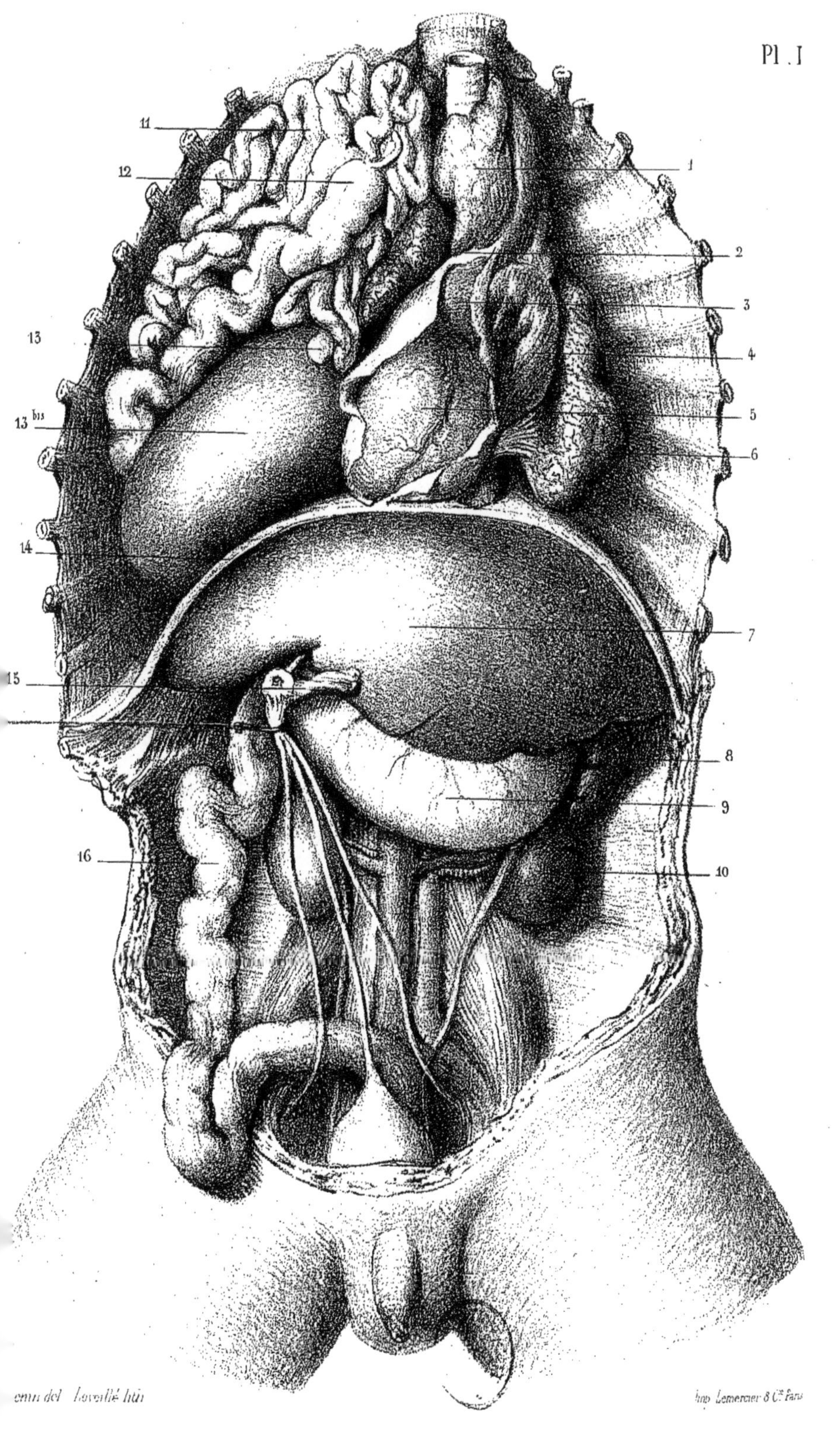
Pl. I
11
12
13
13 bis
14
15
16
1
2
3
4
5
6
7
8
9
10
cnn del   Leveillé lith
Imp. Lemercier & Cie Paris

# EXPLICATION DES PLANCHES

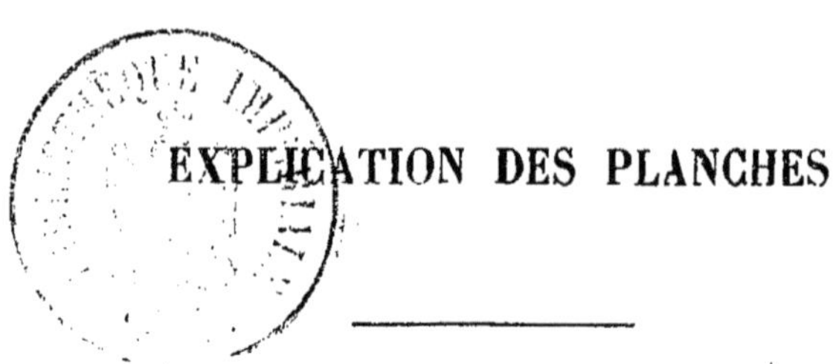

PLANCHE I.

Thorax et abdomen ouverts (grandeur naturelle).

1. Thymus.

2. Poumon droit.

3, 4. Oreillettes droite et gauche.

5. Ventricules.

6. Poumon gauche.

7. Portion abdominale du foie.

8. Rate.

9. Estomac.

10. Rein gauche.

11. Intestins grêles, un peu relevés pour montrer le poumon.

12. Gros intestin et appendice iléo-cæcal.

13. Vésicule biliaire.

13 bis. Portion thoracique du foie.

14. Diaphragme.

15. Cordon ombilical.

16. Gros intestin représentant le côlon transverse et descendant.

PLANCHE II.

Diaphragme (grandeur naturelle).

1. Faisceau musculaire accessoire.

2. Œsophage.

3. Grand ligament cintré gauche.

4. Aorte.

5. Veine cave inférieure.

6. Faisceau musculaire accessoire très-pâle.

7. Croissant du diaphragme sous lequel les viscères abdominaux ont passé dans le thorax ; il occupe la place du grand ligament cintré droit.

8. Petit ligament cintré droit sous lequel passe l'origine du psoas.

9. Grand nerf splanchnique traversant le pilier droit du diaphragme.

Thevenin del .. Leveillé lith.

Imp. Lemercier & C.º Paris

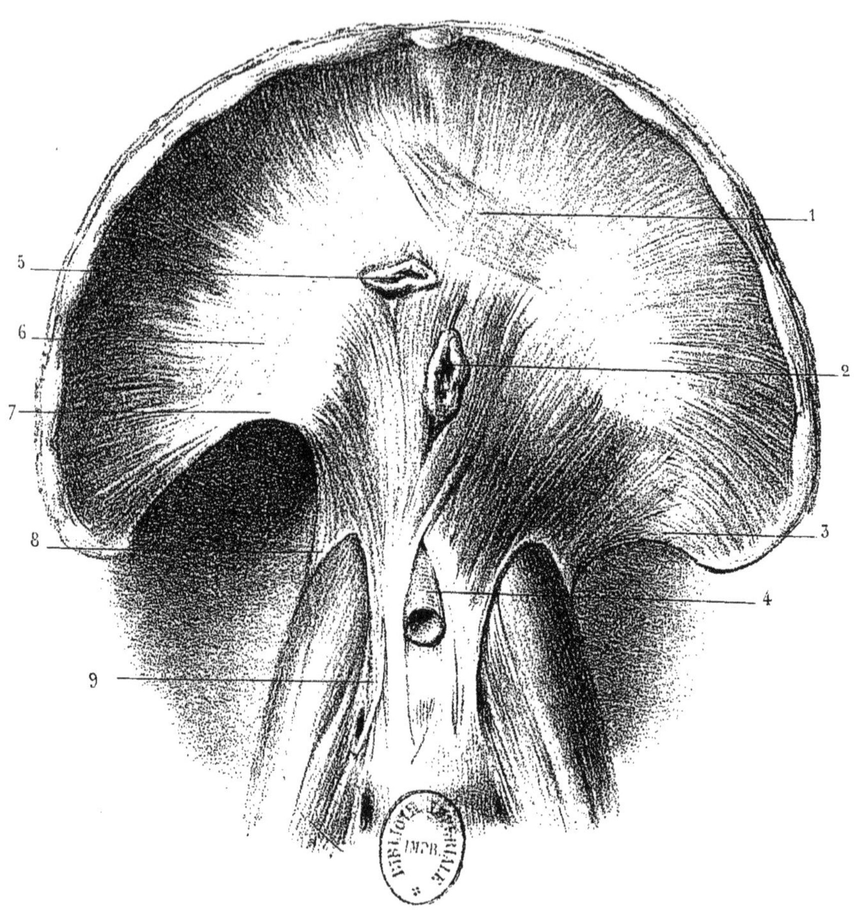

# TABLE DES MATIÈRES.



FIN.


A. Parent, imprimeur de la Faculté de Médecine, rue Mr-le-Prince, 31.

PARIS. — A PARENT, imprimeur de la Faculté de Médecine, rue Monsieur-le-Prince, 31